ÉTUDE MÉDICALE

SUR LES EAUX MINÉRALES

DE

PIERREFONDS-LES-BAINS

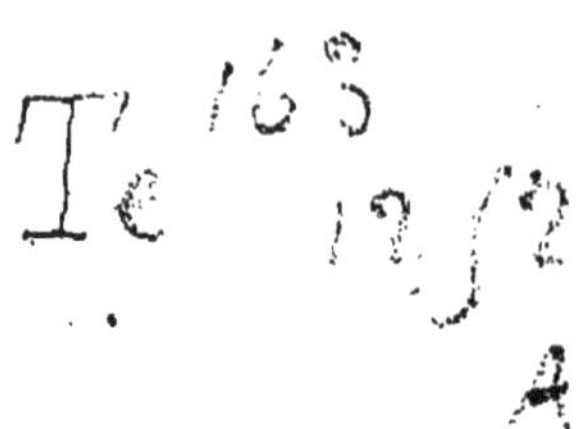

PARIS. — TYP. WALDER, RUE BONAPARTE, 44.

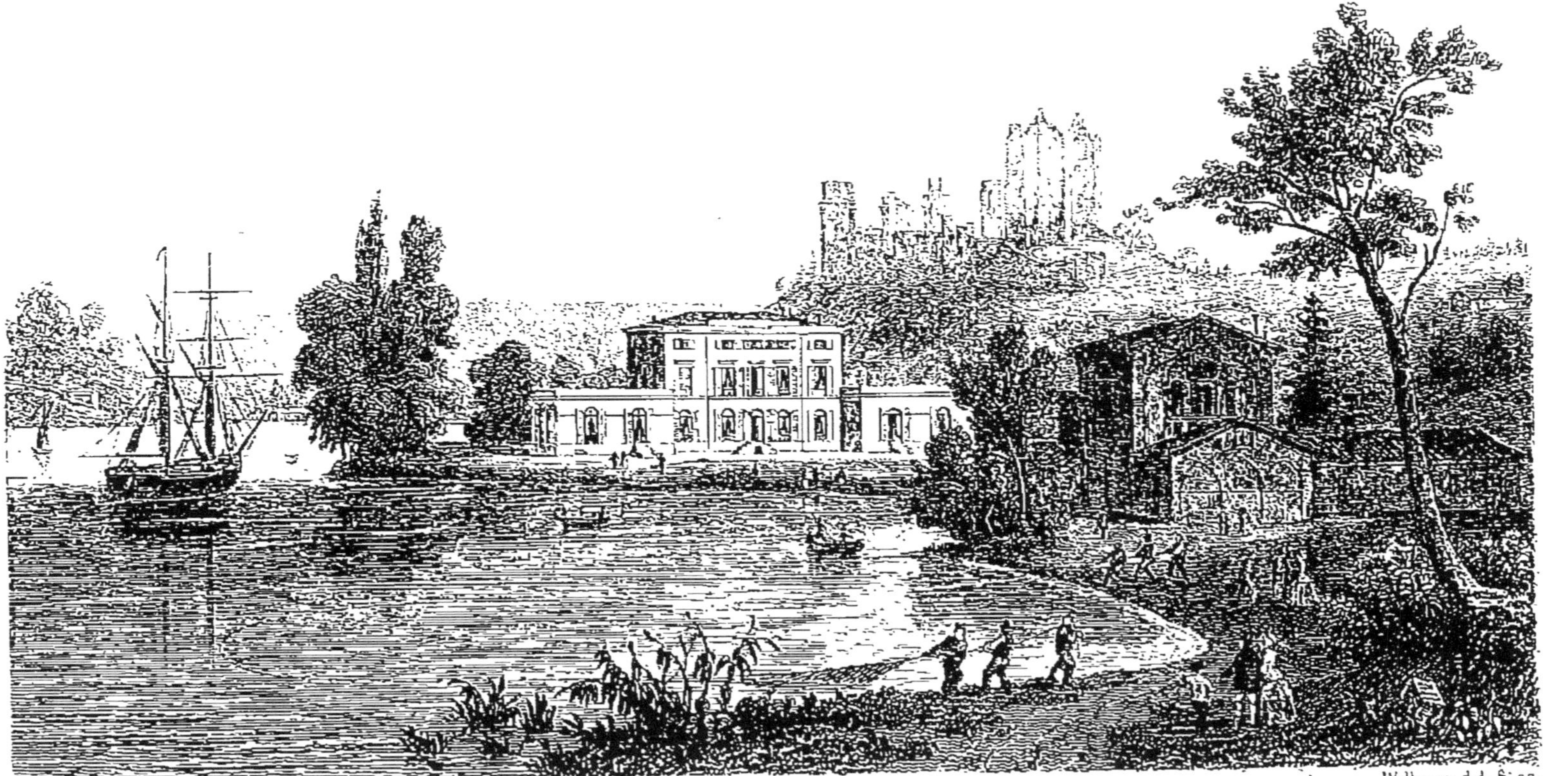

Publié par Victor Masson

N. Rémond imp. r. Vieille Estrapade, 15 Paris.

Willmann del. & sc.

ÉTUDE MÉDICALE

SUR LES EAUX MINÉRALES

DE

PIERREFONDS-LES-BAINS

APPLICATION DES EAUX SULFUREUSES PULVÉRISÉES

AU

TRAITEMENT DES MALADIES DE POITRINE

AVEC FIGURES INTERCALÉES DANS LE TEXTE

Par M. le Dr SALES-GIRONS

Médecin Inspecteur de ces Eaux, Chevalier de la Légion d'Honneur,
Rédacteur en chef de la *Revue Médicale* française et étrangère.

PARIS

ADRIEN DELAHAYE, ÉDITEUR-LIBRAIRE,

PLACE DE L'ÉCOLE DE MÉDECINE, 23

1864

AVIS AU LECTEUR.

Ce petit volume, résumé succinct de nos études pratiques sur les eaux minérales appliquées au traitement des maladies de la respiration, a été fait pour les médecins. Cependant sa rédaction littéraire n'est pas si exclusivement médicale que les malades, en le lisant, n'y puissent comprendre ce qui les intéresse personnellement. C'est du moins le but que nous nous sommes proposé.

Le titre du livre dit tout ce qu'il est, et tout ce que nous avons voulu qu'il fût, à savoir : une étude sur les Eaux minérales de Pierrefonds au point de vue des affections de poitrine.

Toutefois, et sans sortir de ces limites, nous avons la confiance d'avoir produit un travail qui aura sur d'autres l'avantage de ne pas faire double emploi dans la science hydrologique.

Expliquons brièvement notre pensée :

Pierrefonds, la plus jenne des stations thermales de France, a eu la chance d'une idée nouvelle, qui l'a placée de droit, sinon de fait, à la tête des établissements d'eaux minérales de son espèce.

Cette idée est celle de la pulvérisation des eaux, laquelle a déjà enfanté les *Salles de respiration*, les *Douches laryngiennes*; les *Bains dits à l'hydrofère*, sans compter ce qui en sortira, lorsqu'il sera démontré qu'elle est le meilleur moyen d'absorption interne et externe.

La pulvérisation n'était pas plus tôt réalisée à Pierrefonds, que les établissements d'eaux sulfureuses et autres s'empressèrent de se l'approprier, ce qui leur fût permis grâce à la libéralité de Pierrefonds, qui ne voulut pas se faire un privilége d'un moyen de guérir.

Après la réalisation pratique de la pulvérisation hydro-minérale appliquée à la cure des lésions respiratoires, il me revenait d'en instituer la théorie scientifique : je me préoccupai de ce soin, et dès 1858 parut mon volume sur les *Salles de respiration*.

Ainsi, de Pierrefonds est partie l'innovation qui a eu le sort des bonnes choses : l'adoption avec toutes les épreuves que la critique fait subir aux procédés destinés à devenir méthode.

La pulvérisation peut passer aujourd'hui pour une méthode médicale; tout ce qui la concerne sort du cadre dans lequel les Grecs et les Romains, nos maîtres en installations thermales, avaient, comme nous, renfermé toute l'hydrologie.

C'est ce qui nous faisait dire plus haut que notre petit volume ne serait pas un double emploi dans la science des Eaux minérales.

Le médecin y trouvera résumés les principes et les applications de la méthode des pulvérisations liquides qu'il ne trouvera pas ailleurs. Quant aux malades, nous ne voudrions pas leur donner la tâche de lire l'ouvrage d'un bout à l'autre; mais nous avons fait à la fin du volume une table fort détaillée dont les articles indiqueront le sujet. Qu'ils choisissent et qu'ils aillent tout droit à ceux qui les intéressent personnellement.

Les articles qui traitent des principes de la méthode, en tant que science, sont moins à leur adresse que ceux qui traitent des applications utiles de la médication.

Ce livre, spécial pour nos eaux par son titre, peut servir par son texte aux eaux de tous les établissements en possession de la méthode nouvelle. Ce que nous disons de Pierrefonds peut être dit de Bonnes. Il n'y aurait alors que le nom à changer.

La vraie science ne s'inféode pas exclusivement à une station lorsqu'elle peut être utile à toutes. C'est le cas de la pulvérisation des eaux.

INTRODUCTION DE L'ÉDITEUR

—

L'Établissement des eaux minérales de Pierrefonds-les-Bains ne prétend pas, comme tant d'autres, faire remonter l'histoire de son existence thermale aux conquêtes de César, ni même aux suites de l'occupation romaine des Gaules; son origine est plus modeste, et elle lui suffit ainsi. La découverte des sources sulfureuses de Pierrefonds date de 1845; l'analyse officielle de ses eaux, le Rapport sur cette analyse fait à l'Académie de médecine et l'Autorisation ministérielle d'exploitation sont de 1846

La construction de l'Établissement thermal ne fut terminée et livrée aux usages balnéaires que dans l'année 1847.

La révolution survenue l'année suivante dut avoir pour conséquence de retarder plutôt que de hâter les premiers développements prospères de cette nouvelle station de bains.

L'inspection médicale des eaux de Pierrefonds n'a

commencé, à résidence fixe durant la saison thermale, qu'en 1853, dans la personne de M. le docteur Sales-Girons, le médecin inspecteur actuel.

Tout est donc récent et moderne dans l'Établissement des eaux minérales de Pierrefonds-les-Bains. Et cependant ses sources sont plus connues des médecins, et fréquentées d'un plus grand nombre de malades que telles autres qui ont cent ans d'existence et d'exploitation. Il est aujourd'hui, nous pouvons le dire, peu de stations de ce genre qui soient mieux connues que celle de Pierrefonds.

Comment s'explique ce privilége de notoriété et d'estime? Un heureux concours de circonstances peut en rendre raison. Nous mentionnerons les trois principales, qui sont : la nature minérale des sources, la situation de la localité et l'appropriation des eaux au traitement spécial des maladies de poitrine par la pulvérisation.

1o L'essence et la qualité minérale de ses eaux.

Les sources sulfureuses, en effet, se font remarquer partout où elles se trouvent par des propriétés curatives qui ont les plus nombreuses applications en médecine. L'élément sulfureux est spécial, sinon spécifique, dans le traitement des lésions de la surface externe et interne de l'organisme ; son action altérante et tonique rend l'usage des eaux qui le renferment d'un emploi toujours efficace dans la cure des affections nerveuses et viscérales. Les eaux sulfureuses enfin, et c'est là leur plus ancien titre, sont indiquées contre l'énorme classe des maladies de la peau. Mais leur titre plus moderne et non moins précieux est celui qui les fait recommander avec le plus d'avantage dans le traitement des maladies de poitrine.

2° La situation locale de Pierrefonds est exceptionnelle. La nature et les charmes du site, sa position dans la forêt de Compiègne, sa proximité de Paris et ses facilités de communication avec les départements du nord de la France ; les soins que l'on y a pris, dès le principe, d'y multiplier les ressources de l'utile et de l'agréable, les bonnes conditions enfin que le pays présente au malade, sous le triple rapport des *eaux*, des *airs* et des *lieux ;* à tous ces titres, Pierrefonds-les-Bains pouvait compter sur un développement rapide.

3° La Pulvérisation des eaux sulfureuses, comme méthode de traitement spécial des maladies de poitrine et autres affections des organes respiratoires, n'a pas pour peu contribué au développement de la station de Pierrefonds. L'établissement thermal était déjà muni de tous les moyens qui constituent les divers modes d'administration médicale des eaux. La buvette, les bains et les douches s'y trouvaient aussi bien que dans les établissements les mieux installés, lorsque, dans la saison de 1856, M. le docteur Sales-Girons eut la pensée de pulvériser les eaux pour les faire pénétrer dans les bronches, et y fonda, en cette intention, la Salle de respiration, qui fut regardée comme un perfectionnement réel sur les chambres d'inhalation à la vapeur, déjà existantes dans quelques stations thermales.

Dès que cette innovation fut annoncée aux médecins, les malades de la poitrine y arrivèrent en nombre, et soit le bon effet produit sur eux par le nouveau procédé, soit la mention avantageuse qu'on en fit dans les Académies et les Journaux, soit l'imitation qu'on se hâta d'en faire dans les autres établissements, la réputation de Pierrefonds se répandit comme celle de la pulvérisation ; c'est au point aujourd'hui, qu'il n'est peut-être pas de médecin qui ignore que les Salles de respiration, qu'on trouve dans les principales stations, tirent leur origine et leurs perfectionnements successifs de celle de Pierrefonds.

Ce n'est pas, il s'en faut, que les autres modes d'administration des eaux y aient été négligés pour cela. Les bains de toute sorte et les douches variées n'ont pas cessé au contraire d'y être suivis et appliqués à la cure des maladies qui sont du ressort des eaux sulfureuses, telles que les affections de la peau, les rhumatismes, les névralgies, les défauts de circulation, etc., etc. Mais la Salle de respiration, en vue des maladies de poitrine, qui ne fut dans le principe qu'une addition, y est devenue le principal mode d'administration curative, et Pierrefonds est connu aujourd'hui comme l'un des établissements thermaux de France où l'on traite d'une manière spéciale les maladies des organes de la respiration.

Ainsi, la composition sulfureuse des eaux, la position et la belle nature du pays, le siége primitif de la Salle de respiration, tels sont les trois faits majeurs qui rendent raison du développement exceptionnel pris par l'Établissement de Pierrefonds, dans un laps de temps qui suffit à peine à la période d'enfance des établissements thermaux.

D'ailleurs, les divers progrès qui ont été signalés par

la science des eaux minérales depuis dix ans, ont été mis à exécution et en œuvre aux bains de Pierrefonds. Ainsi l'Hydrothérapie, si justement recommandée pour ses bons effets dans diverses maladies nerveuses et gastriques, y peut être pratiquée avec l'eau sulfureuse elle-même et sans mélange, la température des sources qui est de huit à neuf degrés se prêtant parfaitement à cette administration.

Depuis deux ans aussi, la pulvérisation des eaux y a été appropriée en Douches pour la cure des affections de l'arrière-bouche, qui sont si fréquentes et si rebelles aux traitements connus jusqu'ici. La Salle de respiration étant réservée aux maladies bronchiques et à celles qui ont leur foyer organique dans les poumons, un cabinet de *Douches pharyngiennes* est installé à côté pour la cure de ces affections qui, sous la dénomination d'Angines, de Laryngites, comprennent un certain nombre de lésions, trop négligées de nos jours.

Le bain à l'eau minérale pulvérisée, que l'Hôpital Saint-Louis de Paris vient d'adopter sous le nom d'*Hydrofère* et qui produit de si heureux résultats sur les maladies de la peau et les plaies, se trouve aussi installé aux thermes de Pierrefonds.

Un perfectionnement, que vient de donner à cet Hydrofère M. Sales-Girons, permettra de s'en servir fort utilement pour la balnéation générale des malades de la poitrine, qui, jusqu'à ce jour, n'ont pu profiter de ce mode d'administration, à cause des inconvénients qu'avait pour eux la baignoire ordinaire. Ce complément aura son importance thérapeutique.

On vient de voir que si les Eaux de Pierrefonds-les-Bains se sont élevées en si peu de temps au degré de notoriété qui les honore aujourd'hui, c'est, outre les avantages de la situation locale et de l'essence de ses Eaux, au soin d'y tenir l'Établissement au niveau de la science qu'elles le doivent. Sachant d'où vient l'estime, on saura donc ce qu'il faudra faire pour continuer de la mériter, et l'on n'y faillira pas.

Notre intention, dans ce petit volume, est de résumer par ordre toutes les pièces scientifiques qui peuvent donner une notion exacte des Eaux de Pierrefonds, et faire comprendre l'intérêt légitime que les médecins ont porté à cet établissement, dont l'inspecteur a mis son zèle à prévenir quelquefois, mais à faire exécuter toujours leurs prescriptions.

Commençons par jeter un coup d'œil rapide sur l'origine de Pierrefonds, considéré comme station d'Eaux minérales.

ÉTUDE MÉDICALE

SUR LES EAUX

DE PIERREFONDS

DÉCOUVERTE

DES EAUX SULFUREUSES DE PIERREFONDS-LES-BAINS.

La découverte des sources minérales de Pierrefonds ne remonte pas plus haut que l'année 1845. C'est M. de Flubé, alors propriétaire de l'établissement, qui les a trouvées et distinguées, ce qui n'était pas facile, au milieu d'un terrain inondé de sources, comme le nom du lieu l'indique par lui-même.

Pierrefonds, si illustre dans les annales de la féodalité, n'était, il y a trente ans encore qu'un marais hérissé d'ajoncs et çà et là couvert de quelques chaumes; c'est aujourd'hui le village le plus gracieux et le plus fertile de l'ancienne province du Valois. C'est à

M. de Flubé que revient l'initiative et l'honneur de ce changement.

Dans tous les travaux, à côté de l'utile n'a jamais cessé de marcher l'agréable, et l'on peut dire que si la nature avait fait un cadre charmant à ce pays, M. de Flubé y a fait le tableau. Au demeurant, c'était là sa part de peintre distingué qu'il est. Jamais les convenances voulues par le rapport naturel des belles choses ne furent saisies avec tant de goût. Rien n'aide mieux l'art que la fortune et le dévouement. Ces trois éléments de la vie se trouvaient heureusement associés et à la disposition du fondateur de l'Établissement.

SIGNIFICATION HISTORIQUE DU NOM DE PIERREFONDS.

(*Petra-fons*).

Selon l'étymologie, un peu dénaturée par l'orthographe actuelle, le nom de *Pierrefonds* peut venir au village, selon quelques chroniques trop récentes, d'une forte source qui jaillit sous un rocher dans une villa voisine, et qu'on nomme aujourd'hui la *Cascade*. Pour nous, qui avons besoin d'une origine grammaticale mieux appropriée à notre objet, qu'il nous soit permis d'exhumer, en quelques lignes, une légende locale qui expliquerait au moins aussi bien l'appellation de ce village, si elle ne l'expliquait mieux. La tradition populaire précède partout l'histoire; il n'est pas rare qu'elle l'éclaire.

Bien avant donc qu'il y eût un Château-fort de Pierrefonds dans l'histoire de France, la tradition porte qu'il y avait, au pied du roc, ou du Rocher dit aujourd'hui de la *Ferme*, une fontaine courante, où les malades et les infirmes venaient se baigner et boire. La même tradition témoigne que les malades et les infirmes s'en revenaient guéris ou soulagés. Le renom de la source merveilleuse s'étendait au loin, et le pélérinage était perpétuel. Voilà le fond de la légende; pour tout le reste les déductions nous sont permises.

Partant de cette donnée traditionnelle, ne sommes-nous pas autorisés à penser que le nom de *Pierrefonds* vient plutôt de la fontaine bienfaisante qui jaillit à la base du rocher que de la source déjà éloignée du village qu'on appelle la Cascade? N'est-il pas de règle que les mots qui viennent du latin, comme *Pétrafons*, soient antérieurs à ceux qui viennent d'un idiome plus récent, comme celui de *Cascade* par exemple?

Ensuite n'est-il pas probable que la religion, qui n'a jamais, et dans ces temps-là surtout, perdu une occasion favorable à son enseignement, mit à profit la confiance pieuse de la population dans l'efficacité de cette source, s'empara de l'eau, établit un tribut sur ses usages curatifs? etc.

Le fait est qu'aujourd'hui une église, portant au-dessus de ses fondements les marques architecturales des styles du 12e siècle, se trouve élevée sur cette fontaine; non pas au hasard et comme si la découverte en eût été postérieure; la source coule précisément au-dessous de l'autel et dans une crypte, comme une relique (1).

Il y a là selon nous, la preuve d'une intention primitive, et l'église n'est peut-être que l'*ex-voto* de quelque riche seigneur reconnaissant, ou l'expression réalisée d'un tribut volontaire ou obligé des malades qui venaient y payer la santé chacun selon sa condition.

(1) Cette crypte n'en est pas une dans le sens du mot. C'est une petite église romane complète, encore existante et sur laquelle plus tard fut élevée l'église d'aujourd'hui; elles communiquaient par deux escaliers latéraux et intérieurs pour le service des ablutions.

Voici du reste ce que dit un Archéologue du département, M. Graves, dans une notice spéciale sur ce sujet.

« Cette crypte est cruciforme à voûtes méplates sans moulures, terminées en cul-de-four vers l'abside; les angles saillants des murs vers le centre sont rattachés par des colonnes dont quelques fûts ont disparu, mais dont les chapiteaux, courts, carrés, chargés de feuillages variés, assignent incontestablement à la construction une date romane. Les transepts de cette crypte ont des voûtes et des chapiteaux pareils à ceux du chœur, et dessinent avec lui trois arcs semi-circulaires qui soutiennent les absides polygones de l'édifice supérieur. Des escaliers, aujourd'hui comblés, débouchant par les latéraux dans l'église supérieure, faisaient communiquer les deux étages.

« On voit au milieu de cette église souterraine une fontaine, dite de Saint-Sulpice, dont l'eau fut réputée pour la guérison des fièvres.

« Cette crypte et les parties romanes du chœur datent de 1060, époque de la reconstruction de Saint-Sulpice par Nivelon I.; ce seigneur fut inhumé dans la chapelle droite de la crypte, que Carlier (Hist. Valois tom. 1, pag. 239), indique à tort comme un caveau extérieur attenant au collatéral. »

La source salutaire précède donc l'église de Pierrefonds, qui n'en est probablement que l'édifice. Il ne faut pas oublier que la plupart des églises du moyen-âge furent élevées sur des lieux ou sur des objets que la foi recommandait à un titre quelconque. En ce temps-là on bâtissait une chapelle ou une église, partout où de nos jours on fait un établissement scientifique ou industriel.

Nous trouvons dans un auteur compétent, M. Ewich de Compiègne, que l'église fut élevée à la place d'une chapelle déjà ancienne, dédiée à St-Sulpice. Ce fait vient à l'appui de notre interprétation : il est probable que les bienfaits de la source donnèrent lieu à une chapelle avant de donner lieu à une église. Tout a ses développements ; mais *Petrœ-fons* précède la chapelle de St Sulpice elle-même. On prend les fontaines où elles sont, on bâtit les chapelles où l'on veut.

Outre ces probabilités qui sont à l'adresse de la raison, notre interprétation nous sourit encore, parce qu'avec elle nous voyons les deux extrêmes de la destinée de Pierrefonds se ressembler et se suivre. De sorte qu'aujourd'hui nous allons voir la médecine et la science positive envoyer ses malades à Pierrefonds, comme il y a 500 ans la religion avec ses croyances naïves les y envoyait dans la même intention.

Le lecteur moderne voudrait bien savoir si cette fontaine ne guérissait pas parce qu'elle était d'eau minérale ; nous pouvons répondre que la fontaine, existe encore sous l'église à sa place primitive ; nous pouvons même ajouter que si ces eaux furent minéralisées elles ne le sont plus. Mais le fait important pour nous, c'est qu'au moyen des sources sulfureuses nouvelles de notre Établissement, la médecine de nos jours vienne justifier la foi des temps passés, et que Pierrefonds soit comme autrefois le pays des eaux salutaires et le rendez-vous des malades qu'elles peuvent soulager ou guérir.

La fontaine de St-Sulpice n'était déjà presque plus fréquentée vers la fin du 18e siècle, soit que ses eaux eussent perdu leur mérite ou seulement leur crédit ; d'ailleurs elles n'ont été analysées, ni avant ni après cette époque. Toutefois il ne faut pas oublier que les maladies de la contrée étaient des fièvres intermittentes, entretenues endémiques par une végétation qui se développait au milieu des marais. C'était donc très probablement des fièvres paludéennes que devaient guérir ces eaux. Du reste, dans la contrée toute maladie porte encore le nom vulgaire de *fièvre*.

Aujourd'hui grâce aux progrès de l'industrie agricole, à la division de la propriété, et aux efforts de l'homme qui en vingt ans, on peut le dire, a renouvellé la face de ce pays, les fièvres paludéennes ont disparu, et l'eau qui les guérissait serait inutile. C'est le cas de dire que Dieu fait bien ce qu'il fait et même ce qu'il défait.

I.

ÉTUDE CHIMIQUE DES EAUX SULFUREUSES DE PIERREFONDS.

Les eaux minérales faisant aujourd'hui leur entrée dans la médecine par la voie de la chimie, il est régulier que les premières notions sur les sources de Pierrefonds commencent par l'analyse que M. Ossian Henry en a faite pour le Ministère de l'agriculture, et par le Rapport dont l'Académie de médecine adopta les conclusions.

ANALYSE D'UNE EAU SULFUREUSE NATURELLE, DÉCOUVERTE A PIERREFONDS, PRÈS COMPIÈGNE (1845);

Par M. O. Henry, membre de l'Académie de médecine et chef de ses travaux chimiques.

§ I.

« Le bourg de Pierrefonds, situé à trois lieues de Compiègne et au centre la forêt du même nom, est célèbre, on le sait, tant par sa position pittoresque que par les belles ruines d'un Château-fort, qui dominent le paysage et font l'attrait chaque année d'un grand nombre de curieux et d'artistes de tous les pays.

« La découverte d'une eau sulfureuse très-abondante qui vient d'être faite à Pierrefonds, va, nous n'en doutons pas, donner à cette contrée une célébrité nouvelle, par l'importance que cette eau est appelée à acquérir dans ses usages et applications thérapeutiques.

« Voici comment cette découverte a eu lieu :

« M. de Flubé, propriétaire à Pierrefonds, avait remarqué depuis plusieurs années et en divers points de son parc, une odeur sulfureuse et plusieurs filets d'une eau, qui blanchissait à l'air et recouvrait de soufre les végétaux et autres objets qui se trouvaient sur son cours. Ces caractères lui semblaient indiquer l'existence de sources sulfureuses, lorsque l'année dernière (1845) des fouilles entreprises pour des travaux particuliers, le mirent réellement sur la voie de cette eau dont l'existence est un fait aujourd'hui.

« Dans le but de s'assurer d'une manière positive de la composition chimique de cette eau minérale, M. de Flubé m'invita à me rendre à la source même pour l'analyser. Je souscrivis à sa demande, et c'est pendant un séjour de quelques jours à Pierrefonds, que j'ai fait les expériences dont je vais plus loin donner les résultats.

« L'eau sulfureuse de Pierrefonds paraît former, à quelques pieds au-dessous du sol, une nappe d'une étendue considérable, dont les eaux doivent provenir d'un point peu éloigné.

« Les sources de Pierrefonds, comme celles d'Enghien, d'Uriage, de Chamounix, etc., doivent leur sulfuration à la réaction de matières organiques sur des sulfates, et se rangent parmi les *eaux hydrosulfatées hydrosulfuriquées calcaires*. C'est, en effet, au milieu des détritus anciens d'un marais, que l'eau qui nous occupe se sulfure d'une manière non équivoque.

« Elle coule entre deux couches argileuses et se fait jour dans une étendue de plus de 300 mètres, par *quatre* ouvertures dont les eaux ont la même nature et la même composition minérale ; ces jets proviennent évidemment de la même nappe souterraine. Le jet principal en est conduit dans un puits assez vaste et d'une excellente construction.

§ II.

CARACTÈRES PHYSIQUES ET CHIMIQUES DE L'EAU SULFUREUSE DE PIERREFONDS.

« L'eau sulfureuse de Pierrefonds est d'une parfaite limpidité au sortir des sources ; elle exhale d'abord une odeur d'*œufs couvés* ou mieux d'*œufs cuits*. Elle coule avec une abondance capable de suffire à un grand établissement.

« Sa température est de 9° 1/2 à 10° centigrades.

« Sa saveur est sulfureuse, mais sans arrière-goût désagréable ; elle est légère à l'estomac et très-facile à digérer.

« Exposée à l'air, elle développe son odeur d'une

manière plus prononcée, louchit, prend une opacité bleuâtre, puis laiteuse et blanche. Dans ces phases diverses, elle dépose à la longue du soufre et se *dégénère* progressivement.

« L'ébullition en dégage du gaz sulfhydrique avec un peu d'acide carbonique, et le liquide se trouble, donnant lieu alors à sa surface à une pellicule blanche cristalline de carbonate calcaire avec des traces de soufre.

« Si l'on expose à l'air une pièce d'argent bien décapée au courant prolongé de cette eau, la pièce prend d'abord une teinte jaune d'or, puis vire au brun et enfin au noir. Mais si le contact n'a lieu qu'à l'abri de l'air et dans un bocal complètement plein et bien bouché avec soin, le métal de la pièce prend seulement une teinte brune très-légère.

« Le papier bleu de tournesol n'y vire pas sensiblement au rouge après un certain temps de contact. Le papier rouge y reprend peu à peu sa teinte bleue primitive. Le sirop de violettes faiblit en nuance et ne tarde pas à y prendre une couleur verdâtre.

Quant aux réactifs divers, ils accusent, dans cette eau sulfureuse intacte, la présence de chlorures, de sulfates, de carbonates, de la chaux, de la soude, de la potasse, de la magnésie, des sulfures, l'acide sulfhydrique et une matière organique que paraît réduire l'azotate d'argent qu'on met en contact avec elle.

« Enfin le sulfhydromètre a été appliqué à cette

eau dans un grand nombre d'essais, faits à plusieurs jours de distance et à diverses heures de la journée : le degré obtenu a toujours été 7° 2/10, 7° 4/10, 6° 9/10, terme moyen 7 degrés.

« Agitée avec de l'argent en poudre pendant 24 heures, dans un vase tout à fait exempt d'air, l'eau sulfureuse marquait le lendemain au sulfhydromètre 6° 5/10, ce qui représente l'acide sulfhydrique combiné, les 1° 9/10 disparus correspondant à l'acide sulfhydrique libre.

« Le résultat de toutes mes expériences, trop longues à décrire ici, m'a conduit à considérer l'eau minérale de Pierrefonds comme composée de la manière suivante :

« Pour 1000 grammes d'eau prise au sortir de la source, savoir :

Substances volatiles.	Azote, Acide carbonique libre,	Fort peu.
	Acide hydro-sulfurique libre.	0,0022
	Sulfhydrate de chaux.	0,0156
Substances fixes.	Bicarbonates de chaux.	0,2400
	Bicarbonates de magnésie.	0,0300
	Sulfate de chaux, Sulfate de soude	0,0260
	Chlorures de soude et de magnésie.	0,0220
	Silice et albumine, Sels de potasse, Matière organique	0,0500
Eau pure.		999,5556

« C'est donc une eau minérale *hydrosulfatée hydrosulfuriquée calcaire*, qui doit prendre rang à côté de celles d'Enghien, d'Uriage, etc., toutes froides et formées dans des terrains, ordinairement secondaires ou tertiaires, par la sulfuration des sulfates primitifs au contact de certaines matières organiques.

« La richesse sulfureuse des eaux de Pierrefonds, que nous avons reconnue marquant terme moyen 7 degrés, les rapproche sous ce point de vue de plusieurs sources sulfureuses des Pyrénées, telles que certaines de Barèges, Cauterets, Eaux Bonnes, St. Sauveur, dont les degrés sulfhydrométriques, ne sont pas plus élevés; elles en surpassent même beaucoup d'autres des mêmes localités ou analogues, telles que celles d'Eaux-Chaudes, des Bains d'Arles, etc., qui possèdent cependant des propriétés parfaitement constatées par une longue expérience.

« D'après la composition chimique de cette eau et les éléments qui la minéralisent, d'après les bons effets qu'elle a déjà produits, il n'est pas douteux qu'avec les avantages que présente ce charmant pays, situé au milieu de la forêt de Compiègne, les eaux sulfureuses de Pierrefonds ne soient appelées à rendre de très-grands services à la médecine et ne deviennent d'un immense intérêt pour la localité qui les possède.

« L'eau de Pierrefonds peut, mise en bouteille avec soin, être expédiée au loin, de même qu'elle est aussi très-susceptible d'être chauffée sans détérioration dans des appareils scientifiquement appropriés.

« Paris, le 25 mai 1846.

« Signé O. HENRY. »

QUELQUES REMARQUES IMPORTANTES SUR L'ANALYSE QUI PRÉCÈDE.

Tel est le premier mot de la science sur les Eaux de Pierrefonds. Il y a 17 ans de cette analyse et nous avons le plaisir de voir que, sous le rapport du succès réservé à ces sources, les prévisions de l'éminent chimiste se sont réalisées rapidement.

Pour nous que tout intéresse au succès de cet établissement, et qui devons former la conscience des médecins sur la valeur de ces eaux, une remarque utile nous semble devoir être faite touchant les chiffres relatifs à l'élément sodique porté deux fois dans cette savante analyse.

Certainement, nul mieux que M. O. Henry ne sait l'importance que peut avoir dans nos eaux sulfureuses à base de chaux, une quantité notable de soude qui les rapprocherait des sulfureuses du midi en leur laissant les propriétés de celles du nord. M. Beaude, avec sa compétence spéciale, et fondé probablement sur cette considération réelle, n'a pas hésité à noter une analogie d'action entre les eaux minérales de Pierrefonds et celles de Bonnes dans les Pyrénées.

Sans nier certes l'efficacité propre de la chaux, que nous avons été des premiers à distinguer dans notre Étude sur les eaux d'Enghien, il est certain que des sources hydrosulfatées contenant, comme celles de Pierrefonds, une notable proportion de soude doivent se recommander d'une manière toute spéciale aux praticiens, qui savent d'avance ce que l'élément sodique, naturellement associé à l'élément calcaire dans les eaux sulfureuses, peut leur donner de propriétés thérapeutiques, lorsqu'on les destine surtout au traitement des lésions respiratoires.

Ces réflexions faisant suite à l'étude de M. O. Henry n'en sont tout au plus que l'explication, sur un point que l'éminent chimiste a cru pouvoir passer sous silence, s'en rapportant au médecin pour déduire des chiffres de l'analyse tout ce qu'ils peuvent signifier.

En un mot, les eaux minérales de Pierrefonds sont des sulfureuses intermédiaires aux eaux des Pyrénées et à celles des environs de Paris. C'est probablement là ce qu'a voulu faire comprendre l'éminent chimiste en disant que la sulfuration de nos sources les rapproche des sulfureuses des Pyrénées et de celles entre autres que nous avons déjà nommées.

OPINION DE M. LE Dr BEAUDE SUR LES EAUX SULFUREUSES DE PIERREFONDS-LES-BAINS.

A quelques années de l'étude officielle de M. Ossian Henry, M. le Dr Beaude, publiait après une visite sur les lieux, un article sur Pierrefonds et ses eaux dans son *Dictionnaire de médecine usuelle*. Médecin, chimiste et inspecteur des eaux minérales pour le département de la Seine, M. Beaude a donné dans ce travail une preuve de ce que peut l'habitude de l'observation spéciale en pareille matière.

Après avoir tracé en quelques lignes la description du pays, et désigné ce qui doit faire le bénefice de ce séjour pour les malades, l'auteur aborde la question des sources sulfureuses d'abord au point de vue chimique. Nous le citerons en abrégeant.

« Par le sulfhydromètre, l'eau de Pierrefonds, dit « M. Beaude, a donné à M. O. Henry, dans une série « d'expériences, une moyenne de 7 degrés. A l'épo- « que où nous avons visité la source, nous avons ob- « tenu une moyenne de 8 degrés; cela tient sans « doute au captage, qui est mieux fait aujourd'hui « (1850), que lorsque M. O. Henry l'a examiné en « 1846. »

« M. Beaude fait suivre l'analyse de M. O. Henry des considérations ci-après :

« Les eaux de Pierrefonds, dit-il, sont plus sulfureuses que celles de plusieurs sources qui jouissent d'une grande réputation, et elles sont à peu près égales, relativement à la quantité de soufre qu'elles contiennent, à la plupart des eaux des Pyrénées.

« Ces eaux sulfureuses ont été appliquées d'une manière avantageuse à la thérapeutique. Moins chargées que celles d'Enghien, elles peuvent être employées pour cette raison, dans beaucoup de cas où celles-ci seraient trop excitantes.

« *Les Eaux de Pierrefonds se rapprochent beaucoup, dans leurs effets thérapeutiques, des eaux de Bonnes*; aussi les emploie-t-on avec avantage dans les maladies des organes respiratoires, les catarrhes, les laryngites chroniques; puis viennent les affections de l'estomac, des organes abdominaux et les douleurs articulaires. Elles paraissent avoir réussi dans quelques affections de l'utérus et contre les dérangements de la menstruation. Inutile de dire que ces sulfureuses s'adressent spécialement aux maladies de la peau. D'ailleurs les bons effets de l'eau de Pierrefonds ne peuvent qu'être heureusement secondés par l'air pur et l'agrément de la situation, qui est très pittoresque et d'une parfaite salubrité.

« L'eau de Pierrefonds se conserve parfaitement. J'ai examiné au mois d'août 1848 plusieurs bouteilles d'eau qui m'avaient été adressées de la source au mois d'octobre de l'année précédente. Cette eau avait été accidentellement soumise à la gelée et ensuite conservée dans une pièce où la température était assez élevée, mais où elle avait été toujours soustraite au contact de la lumière et parfaitement bouchée. Lorsque je l'ai examinée, elle n'avait point perdu de ses propriétés: elle était toujours parfaitement limpide, n'avait formé aucun dépôt dans la bouteille et donnait au sulfhydromètre un degré de minéralisation plus faible seulement de 2 ou 3 dixièmes que celle que j'avais examinée à la source quelque temps auparavant. »

NOTE EN EXPLICATION D'UNE PHRASE DE M. BEAUDE.

Qu'il nous soit permis de relever, dans l'appréciation de nos eaux par M. Beaude, une phrase qui est passée à l'état d'opinion générale. Nous voulons parler de ce passage où il dit que *les eaux de Pierrefonds sont moins chargées que celles d'Enghien ;* ce qui fait, ajoute-t-il, qu'elles peuvent être employées dans beaucoup de cas où celles-ci seraient trop excitantes.

Tous les médecins qui nous écrivent, tous les malades qu'on nous adresse, tout le monde a pris, de cette phrase, que les eaux de Pierrefonds sont peu minéralisées, peu sulfurées, sont faibles; et cette opinion, qui n'était certes pas dans la pensée de M. Beaude, a été, nous croyons pouvoir le dire, très fâcheuse aux intérêts de l'établissement.

Tandis que M. Beaude voulait faire remarquer que les eaux de Pierrefonds auraient leur utilité spéciale sur ces sujets susceptibles, nerveux, irritables, qui ne peuvent supporter les eaux d'une trop forte minéralisation ; tandis qu'il voulait recommander les eaux de Pierrefonds pour les maladies de poitrine qui ne olèrent les sulfureuses qu'à petite dose et par conséquent à minéralisation douce et mitigée ; tandis que

M. Beaude enfin faisait, dans cette phrase, deux sortes d'eaux sulfureuses bien distinctes, avec leurs applications bien distinctes aussi, et ayant autant de services à rendre l'une que l'autre selon les cas, les maladies, les tempéraments, on y a vu que les eaux de Pierrefonds étaient faibles de sulfuration, comme si les quantités des minéraux dans une eau en faisaient la force ou la faiblesse sur le malade.

Dans la pensée de M. Beaude enfin, et dans sa phrase, la meilleure part revenait certainement aux eaux de Pierrefonds, dont il pressentait la destination à la cure des maladies de poitrine, comme il le dit du reste dans la phrase qui suit en les comparant aux eaux de Bonnes dans les Pyrénées.

L'opinion qui porte que nos eaux sont faibles produit tous les ans maint accident. Tel malade qui a déjà usé des eaux analogues d'une autre station thermale, croit pouvoir en arrivant à Pierrefonds dépasser la dose d'un verre à la Buvette. Il n'est pas rare que nous soyons appelé à soigner les conséquences de ce préjugé. D'autres malades qui se retirent dès le début en disant que nos eaux ne leur sont pas bonnes, n'ont pas d'autre raison contr'elles que d'avoir outrepassé la petite dose qui leur convenait en commençant leur traitement.

Concernant la force des eaux, c'est-à-dire les quantités de la minéralisation, d'après lesquelles on juge vulgairement de la valeur de ces eaux, nous sommes heureux de pouvoir noter qu'il se fait un changement plus conforme avec les observations de la médecine : on constate tous les jours que les bons effets d'une eau ne dépendent pas de la force quantitative de sa combinaison minérale.

Nous félicitons à ce propos M. le Dr Constantin James du soin qu'il s'est donné de détruire cette opinion toute chimique, qui veut que les eaux les plus chargées en minéraux soient les plus thérapeutiques. A chaque page de son livre, nous trouverions des arguments péremptoires contre une telle erreur. « Les eaux de Plombières, dit-il, sont extrêmement peu « minéralisées ; elles sont, chimiquement parlant, des « eaux tellement insignifiantes, qu'on ne saurait à « quelle classe les rattacher ; et pourtant, par un dés- « accord que nous avons bien souvent occasion de « noter, ces eaux jouissent des propriétés thérapeuti- « ques les plus réelles et les plus importantes. »

Une opinion vulgaire, non moins erronée, veut que les eaux donnent aux sens, et particulièrement à l'odorat, le témoignage de leur plus ou moins forte minéralisation. Les eaux qui ne sentent rien et ne blanchissent pas ne sauraient être, dit-on, que très faibles. M. James s'est encore chargé de combattre cette erreur ; M. Filhol, de Toulouse, un chimiste des plus compétents en matière hydro-minérale, lui en a donné les moyens.

« Les eaux qui dégagent la plus forte odeur de gaz

« hydrosulfurique, dit-il, et qui se troublent le plus « étant celles qui se décomposent le plus rapidement, « il en résulte qu'on se méprend tous les jours sur le « degré de force de ces eaux. Tel bain, qu'on regarde « comme plus sulfureux, parce que le soufre est de- « venu appréciable à la vue et à l'odeur, est précisément « celui qui l'est le moins, puisque ce soufre, au lieu « de rester dissous, s'est dégagé dans l'air ou précipité « dans la baignoire. »

Voilà un raisonnement sans réplique et que nous sommes obligé dans notre pratique, de répéter tous les jours à nos baigneurs, lesquels voudraient être suffoqués par la vapeur sulfureuse et nager dans une eau couleur de lait, tandis que la science fait tout ce qu'elle peut pour lui conserver sa limpidité et sa combinaison natives.

Au demeurant il importe que les médecins reviennent de l'erreur que les quantités font la qualité, et que la charge minérale fait l'effet curatif. Tout cela est vrai en chimie ; mais la médecine apprend tous les jours à regarder les jugements de cette science comme des présomptions, qui attendent de l'observation expérimentale le contrôle qui leur donnera leur véritable valeur. En fait d'eaux minérales surtout, la nature nous prouve qu'elle a des combinaisons dont la puissance thérapeutique ne consiste pas dans le poids élevé des éléments minéralisateurs. Le médicament n'est pas le minéral, c'est l'eau minérale tout entière.

Des divers témoignages d'estime que M. le Dr Beaude a donnés aux sources de Pierrefonds, relativement à leur composition chimique, la conservation de leurs eaux, leur mode d'aménagements aux thermes, au charme et à l'utilité du séjour pour les malades, de tous ces témoignagnes aucun ne nous flattait plus dès le principe que celui qui déclarait une analogie véritable de nos eaux avec celles de Bonnes.

Le présent doit montrer avec quelque satisfaction d'amour-propre à notre savant confrère que ses vues pouvaient être justifiées par les faits. L'établissement de Pierrefonds, sans suspendre son développement du côté des diverses maladies qui sont du ressort des eaux sulfureuses, a pris une véritable spécialité pour le traitement de ces nombreux malades de poitrine qu'on dirigeait auparavant vers les eaux des Pyrénées. Aujourd'hui même, grâces à la méthode nouvelle de la pulvérisation, dont l'institution première appartient à notre établissement, on peut dire que ce n'est pas Pierrefonds qui ressemble à Bonnes, mais Bonnes qui fait comme Pierrefonds, en imitant ses procédés, et en adoptant la pulvérisation dans ses *Salles de respiration* et ses *Douches pharyngiennes,* en attendant qu'elle se complète de l'adoption de l'*hydrofère*, qui vient approprier la balnéation à la cure des maladies respiratoires, ce désidératum de l'hydrologie médicale ; car jusque là les malades de cette espèce ne pouvaient; pas être soumis sans danger aux bains ordinaires.

LA PULVÉRISATION DES EAUX MINÉRALES

à Pierrefonds-les-Bains.

PREMIÈRE SALLE DE RESPIRATION.

En 1853 M. le Dr Sales-Girons fut nommé médecin inspecteur des eaux de Pierrefonds, et demeura à poste fixe dans l'Établissement pendant toute la durée des saisons thermales. Jusque là l'inspecteur qui l'avait précédé, habitant Compiègne, n'y venait que quelques heures tous les deux ou trois jours, et cela suffisait à la clientèle commençante de ces eaux.

Quoique l'établissement existât et fût en exercice depuis six ans, quoique déjà alors un certain nombre de malades s'y rendissent pour la campagne et pour les eaux, on peut en réalité faire partir de cette date nouvelle la période de progrès qui, en si peu de temps, a élevé la station thermale de Pierrefonds au rang honorable qu'elle occupe parmi les stations analogues.

Persuadé que la médecine avant tout préside au succès légitime des eaux minérales, M. Sales-Girons s'attacha en conséquence à bien faire connaître les sulfureuses de Pierrefonds à ses confrères. Après les avoir signalées par leurs propriétés chimiques et thérapeutiques, il les signala pour la situation locale qu'elles occupaient à proximité de Paris et au centre des départements du nord de la France. En les signalant ainsi, il s'adressait aux médecins qui jusque-là avaient été obligés d'envoyer leurs malades aux sulfureuses du midi. Ces heureuses conditions furent comprises et appréciées.

En attendant les effets de cette appréciation qui se faisaient notablement sentir d'une saison à l'autre, M. Sales-Girons continuait d'étudier les eaux, et cherchait particulièrement à bien dégager les résultats de leur efficacité sur les maladies de la poitrine. Si Pierrefonds, dans le département de l'Oise et dans la belle forêt de Compiègne, se disait-il, avait des sources dont les propriétés thérapeutiques pussent être assimilées à celles de certaines sulfureuses des Pyrénées, rien ne serait plus probable que de voir nos médecins voisins accepter comme un bienfait une station thermale pour la cure des affections pulmonaires au nord, et dispenser leurs clients d'un pénible voyage dans le midi.

Il ne s'agissait point là de rivalité ni de concurrence de station à station ; c'était abondance de biens. Il ne saurait, hélas ! y avoir trop de remèdes, et on ne saurait non plus les trouver trop près pour des malades qui supportent si péniblement la fatigue des longs voyages et qui subissent comme des épreuves les grandes transitions de climats.

Nous avons déjà vu que M. Ossian Henry et M. Beaude, sur les données de l'analyse et la ressemblance de minéralisation, avaient exprimé le pressentiment que les eaux sulfureuses de Pierrefonds pourraient un jour passer pour des succédanées thérapeutiques des eaux de Bonnes et de Saint-Sauveur.

Estimant donc ces présomptions à leur valeur et les soumettant à l'épreuve pratique, les premières observations recueillies avec soin démontrèrent en effet que l'eau de nos sources pourrait être appliquée utilement à la cure des lésions de l'organe respiratoire.

Jusque là l'établissement thermal de Pierrefonds n'avait rien eu qui le distinguât des autres établissements bien installés. La buvette et les divers modes de la balnéation ordinaire se trouvaient là comme ailleurs. Il y aurait eu probablement lieu d'y instituer, à l'instar du Montyon et du Verdet, une Chambre d'inhalation pour faire respirer aux malades de la poitrine les vapeurs de l'eau sulfureuse ; ce qui aurait complété les moyens connus alors pour le traitement hydro-minéral de ces maladies.

C'est en cette conjoncture que M. Sales-Girons eut l'idée de la Pulvérisation, que M. le professeur Trousseau devait plus tard, devant l'Académie de médecine, compter au nombre des conquêtes de la thérapeutique moderne.

Dans la pensée primitive de l'auteur, la pulvérisation ne devait servir qu'à perfectionner l'inhalation, que l'on pratiquait déjà avec la vapeur des eaux minérales dans des chambres disposées à cet effet. On comprend différence fondamentale qu'il doit y avoir entre la vapeur et la poussière d'eau sulfureuse. Dans la première, qui n'est à peu près que de l'eau distillée, le malade ne doit respirer aucun des minéraux fixes, qui sont le principal du médicament; dans la seconde au contraire, l'eau minérale n'étant que brisée, fragmentée, divisée, le malade doit respirer dans chaque fragment l'eau minérale elle-même, autant qu'il est permis de l'attendre d'un moyen avec lequel on prend tous les ménagements voulus à cet effet. Les précautions prises nous permettent de dire aujourd'hui qu'il n'y a pas de mode d'administration hydrologique où l'on puisse donner plus de garanties de la conservation chimique des eaux.

Lorsque le procédé de la pulvérisation, appliqué au traitement bronchique des maladies de poitrine, fut présenté à l'Académie de médecine, il y fit moins l'effet d'un perfectionnement que d'une innovation. La Salle de respiration, fonctionnant à l'eau pulvérisée, parut une tout autre chose que la Chambre d'inhalation à l'eau vaporisée. Il fallut marquer cette différence, et ce fut plus tard M. le professeur Poggiale qui s'en chargea à l'Académie de médecine même, en avertissant que la dénomination de *Salle de respiration*, dans les établissements thermaux, devait être réservée à la méthode nouvelle de la pulvérisation, ne fût-ce que pour la distinguer des *chambres d'inhalation*, qui n'administrent que la vapeur des eaux.

Cela dit pour faire comprendre au lecteur la distinction qu'il y a à faire entre ces deux modes d'administration, aussi différents en théorie qu'en pratique, nous pouvons entrer en matière et exposer l'histoire de la première salle de respiration, qui fut instituée à Pierrefonds-les-Bains, en attendant que les autres applications de l'eau minérale pulvérisée vinssent successivement prendre place à côté d'elle pour compléter la méthode qu'elle a introduite dans l'hydrologie médicale.

Voici le premier Mémoire sur la Pulvérisation, qui fut présenté à l'Académie de Médecine, en 1856, par M. Sales-Girons :

§ Ier. *Historique de la pulvérisation des eaux minéral.*

En 1855, dans une des séances de la Société d'hydrologie de Paris, M. Barthez, médecin de l'établissement militaire de Vichy, lut une note dont l'avenir devra prendre date en l'espèce qui nous occupe comme d'un point de départ.

Cette note n'était autre chose que la relation d'une série d'expériences que l'auteur avait tout récemment faites pour s'assurer si les vapeurs de l'eau de Vichy en conservaient toute la minéralisation ; et, dans le cas où cette minéralisation y ferait plus ou moins défaut, par quel procédé on pourrait l'y conserver intégralement.

La conclusion formelle que M. Barthez déduisait de ses recherches, peut être résumée en ces termes : Non, la vapeur d'eau minérale de Vichy ne retient aucun des éléments fixes de cette eau. Et la conclusion générale semblait pouvoir s'étendre, dans la pensée de notre confrère, à la vapeur de toute espèce d'eaux minérales.

Dans la séance qui suivit cette lecture, s'ouvrit la discussion sur les conclusions de M. Barthez. Les opinions des membres de la Société se partagèrent sur le point fondamental de savoir si les éléments fixes accompagnent oui ou non les vapeurs naturelles ou artificielles des eaux minérales dont elles proviennent. La majorité ne nous parut pas favorable à la négation absolue du médecin de l'hôpital militaire de Vichy, qui la maintint néanmoins.

Le bruit, ou l'importance du sujet, provoqua dans une séance prochaine de cette compagnie savante la présence de M. le baron Thénard. L'illustre chimiste traita une heure durant la question *ex professo*, on peut le dire. Le résumé de son exposition fut que, en général, si les vapeurs d'une eau minérale contenaient encore des principes fixes propres à cette eau, on pouvait accuser l'ébullition trop active ou le bouillonnement tumultueux d'avoir éclaboussé le liquide, et d'avoir ainsi enlevé, avec les vapeurs, ce qu'on appelle des *particules d'entraînement*.

D'où la conclusion que la vaporisation tranquille et

normale n'enlève des eaux minérales (sauf les gaz qui n'ont pas attendu l'ébullition pour s'envoler) que de l'eau claire ou distillée.

Je ne sais pas si le mot *distillation* fut textuellement prononcé; mais il vint spontanément à la pensée, pour faire la critique des établissements dont les *Chambres de respiration* étaient alimentées à la vapeur. On comprit en effet, que les malades de la poitrine n'y devaient respirer que de l'eau à peu près pure ou dépouillée de ses principaux éléments, contrairement sans doute à l'intention du médecin qui les ordonnait. Le médecin avait sans contredit la persuasion que le malade respirait, avec les vapeurs, les minéraux qui font de l'eau minérale un véritable médicament.

Il pouvait cependant rester dans ces vapeurs la particule d'entraînement; mais c'eût été en vérité se contenter de trop peu.

§ II. *Institution de la première Salle de Respiration perfectionnée.*

Médecin inspecteur des sources sulfureuses de Pierrefonds-les-Bains, que je crois destinées à prendre rang dans la thérapeutique des maladies chroniques de la poitrine, je sais, par mes études favorites sur ces maladies, que depuis Hippocrate, nos anciens maîtres, si généralisateurs qu'ils aient été, n'ont jamais eu qu'un point de mire à l'égard de la phthisie, c'est de la traiter localement ou par les bronches. Le beau idéal de la thérapeutique, qui consiste à pouvoir *mettre le remède sur le mal*, n'a pas cessé un instant d'être l'objet des recherches, surtout en ce qui concerne le traitement des affections bronchiques et pulmonaires; et Mascagni n'a fait que traduire cette idée séculaire en formule pratique, lorsqu'il a écrit que : « Si jamais « on trouve un remède contre les maladies de poitrine, « c'est par les voies respiratoires qu'il devra pénétrer « dans l'organisme du malade. »

Si les sources sulfureuses de Pierrefonds sont donc marquées pour servir la médecine des lésions des voies respiratoires, la pensée devait naturellement nous venir de les administrer par ces voies. En d'autres mots, il entrait dans nos vues prochaines de compléter les thermes de Pierrefonds par une *Salle de respiration*, plus en rapport avec les données de la science moderne; c'est-à-dire, où l'on ferait respirer l'eau minérale et non pas seulement sa vapeur, qui n'est à peu près que de l'eau déminéralisée.

Or, après la critique que nous venions d'entendre, et qui aboutissait à assimiler presque le procédé existant à celui de la distillation, il nous fallait de deux choses l'une : ou abandonner l'idée traditionnelle d'appliquer le remède sur le mal, ou chercher un procédé autre que celui de la vaporisation. Il fallait un moyen nouveau de faire respirer notre eau sulfureuse, qui lui conservât la minéralisation fixe qui la spécifie. La conservation des éléments volatils accompagnant les vapeurs nous paraissait insuffisante, lorsque ces gaz sont seuls ou isolés des autres éléments du liquide médicamenteux.

§ III. *La vaporisation remplacée par la pulvérisation de l'eau minérale.*

Le respect de la tradition nous fit chercher ce moyen nouveau, et il ne nous fallut pas longtemps pour voir qu'après la vaporisation, il ne restait plus, pour rendre l'eau respirable, que sa division fragmentaire dans l'air ; c'est-à-dire la *pulvérisation* de l'eau.

C'est dans cette disposition d'esprit que je partis de Paris pour aller ouvrir la saison thermale de 1855 à Pierrefonds.

A la fin de cette saison, qui m'avait fourni mainte occasion de constater l'efficacité marquée des eaux sulfureuses de Pierrefonds sur des affections pulmonaires, je crus que le temps était venu de préparer la réalisation de mon projet. J'en fis part à M. de Flubé, alors propriétaire de l'Établissement, lequel avait compris ma pensée avant même que j'en eusse achevé les détails.

Je disais à M. de Flubé : la vaporisation est jugée : *vapeurs* et *minéraux* sont deux termes près de s'exclure. Il faut produire de la poussière d'eau minérale, de manière à être sûr que chaque globule d'eau brisée dans l'espace est bien un fragment identique en tout avec notre eau sulfureuse dans son état intégral.

Le fait de poussière aqueuse n'est pas sans exemple ; la nature nous en fournit plusieurs : au pied des cascades, autour des bassins à jets, sur les bords de la mer. Il faut chercher à produire ce phénomène en petit dans les limites d'une chambre. Une industrie familière dans l'intérieur des ménages me prêtait encore un exemple mieux approprié ; je disais : lorsque la repasseuse veut humecter une pièce de linge sec, afin qu'il s'étende mieux sous la pression du fer chaud, elle se remplit la bouche avec de l'eau, qu'elle souffle à distance sur le linge. Cette eau ainsi soufflée se répand dans l'air comme un petit brouillard et à l'état pulvérulent qu'il nous faudrait pour notre salle de respiration.

Cela dit, je laissai à M. de Flubé le soin de réaliser quelque chose d'analogue dans l'intervalle qui nous séparait de la saison de 1856, et je me retirai plein de confiance dans la réussite de mon projet.

Je ne raconterai pas les essais sans nombre qui furent tentés et mis en œuvre dans le but de produire de l'eau poudroyée dans l'espace d'une chambre. Tout ce que peut l'intelligence de la question aidée du génie plutôt que du savoir de la mécanique fut épuisé, durant les six mois. La découverte ne résiste pas à tant de persévérance.

Bref, au mois de mai 1856, je pouvais rédiger ce Mémoire, que j'adressai à l'Académie de médecine, sur la Salle de respiration de Pierrefonds-les-Bains.

Deux mois après, M. O. Henry, à la suite d'une visite quasi-officielle qu'il nous fit comme Rapporteur de notre Mémoire, pouvait, dans son Rapport devant la même Académie, émettre le vœu que les appareils d'inhalation à vapeurs qui existaient en France fussent modifiés à l'imitation de celui de Pierrefonds.

Lorsqu'au milieu de septembre de cette même année, l'ingénieur, M. Jules François, nous fit l'honneur de venir voir notre Salle de respiration, son étonnement, en présence de tant de simplicité dans l'appareil pulvérisateur de l'eau, se traduisit sous diverses formes. Ce qui prouve qu'en fait d'invention la simplicité n'est pas ce qu'on trouve du premier coup.

Je crois, en citant ces faits et ces noms, pouvoir me dispenser de produire d'autres témoignages pour prouver que le but est atteint, et qu'il y a en France une *Salle de respiration,* remplissant avec la pulvérisation les conditions aujourd'hui requises par la science.

J'arrive à la description de cet appareil, négligeant l'accessoire qu'on devinera, pour ne vous parler que de l'essentiel.

§ IV. *Description de l'appareil pulvérisateur de l'eau minérale.*

Qu'on se figure une pompe aspirante et foulante de la force de quatre atmosphères, dont le levier est mu par le bras d'un homme de peine. Par le côté aspirant, cette pompe communique au moyen d'un tube de 1 mètre à l'eau d'une source sulfureuse et l'aspire ; par le côté foulant, la pompe pousse l'eau aspirée dans un autre tube, lequel pénètre dans l'intérieur d'une salle par le milieu du sol. A l'extrémité de ce dernier tube, qui se bifurque en trois branches, lesquelles se relèvent en forme de candelabres sur trois tables, à ces extrémités, disons-nous, se trouve l'instrument pulvérisateur et se fait la pulvérisation de l'eau minérale.

Ainsi, point d'intermédiaire qui puisse dénaturer l'eau : elle entre par le tube aspirant, elle sort par le tube foulant, et ces deux tubes, réunis par le corps de la pompe, ne sont pour ainsi dire que la continuation l'un de l'autre.

L'instrument pulvérisateur n'est pas autre chose, si l'on veut, qu'un bout de tube adapté pour que l'eau en sorte, par trois ou quatre trous capillaires, en jets capillaires par conséquent. Mais, c'est dans la confection précise de ces trous que consiste l'art de l'inventeur. Rien de plus difficile, en effet, que d'obtenir, par des trous capillaires, des jets de liquide continus, unis, directs, conservant leur direction, prompts à se dégorger lorsqu'il y a lieu, car l'obstruction est très fréquente.

Ces jets sont disposés pour rencontrer à la distance de 6 ou 7 centimètres, et sous un angle de 70 degrés environ, un petit disque métallique résistant, sur lequel ils viennent éclabousser le liquide et le briser selon la force de projection.

De cette rencontre du jet sur le disque, et selon que la pompe foule vigoureusement, il résulte une telle division, une telle *pulvérisation* de l'eau, que M. O. Henry a eu raison de comparer le phénomène à un nuage de fumée aussi fine que le brouillard. Une toile d'araignée dans la salle se couvre d'une rangée de perles microscopiques, comme celles qu'on trouve tendues sur les herbes dans une matinée brumeuse.

Chaque jet bien disposé pourrait servir et suffire à la respiration d'un malade; car la poussière produite par chacun de ces jets sur le disque peut envelopper comme d'un nimbe la tête d'une personne, et bien au-delà. Mais nous n'avons pas été si avares, et dans notre Salle de respiration, les séances ne recevant jamais plus de dix respirants, il y avait plus de vingt jets pareils.

Ainsi, pour me résumer, l'invention est tout entière dans ces conditions : un filet d'eau capillaire, poussé avec la force de 4 atmosphères, et rencontrant, à 7 centimètres de distance, pour se briser dessus, une lentille résistante, de la grandeur d'une pièce de un franc, à surface légèrement bombée ou convexe.

§ V. *Description de la séance de respiration à l'eau pulvérisée.*

L'image d'une séance dans la Salle de respiration à

Pierrefonds est facile à saisir. A un demi mètre au-dessous d'un pulvérisateur à quatre jets, placez un petit guéridon ; disposez quatre malades autour, et ouvrez le robinet. L'ouvrier pompe au dehors, les jets capillaires se raidissent à mesure, et, quand l'eau est foulée à 3 ou 4 atmosphères, ces jets se brisent sur les disques. Aussitôt, l'eau poudroyée enveloppe les malades, comme une lampe suspendue au-dessus d'une table ronde éclaire quatre personnes assises autour. Au lieu de lumière, c'est de la poudre d'eau minérale.

Les jets étant continus, la pulvérisation est perpétuelle pendant les trois quarts d'heure que dure une séance. Le respirant, assis sur un fauteuil de fer maillé, comme ceux qu'on voit aux Champs-Élysées, est coiffé d'un bonnet de toile cirée, ou simplement d'une serviette ; un peignoir l'enveloppe et protége ses habits de l'humidité ambiante ; car il ne faut pas déposer ses vêtements.

La causerie s'établit ; elle est ordinairement générale. Parler modérément est un exercice convenable pour bien respirer. Cette gymnastique naturelle des organes les plus intéressés m'a semblé d'un bon effet. En tout cas, il est recommandé au malade, sous la poussière d'eau minérale, de respirer par la bouche plutôt que par le nez. Cette condition est de première importance, parce qu'elle est une garantie que l'eau pulvérisée atteindra jusqu'aux bronches. (Voir plus loin la Théorie de la pénétration des poussières liquides dans la poitrine).

Dans toutes les expériences de recherche, il avait été arrêté entre l'inventeur et nous qu'il faudrait opérer avec de l'eau à la température de 10 degrés centigrades, afin de prévenir le reproche de la moindre vaporisation possible. Il en fut ainsi. Mais pour les séances de nos malades, j'ai crû qu'il fallait élever la température de l'eau jusqu'à 25 degrés, état dans lequel la poudre humide ne produit sur les organes respiratoires ni sensation de chaud, ni sensation de froid.

§ VI. *La poussière d'eau sulfureuse en conserve tous les éléments minéralisateurs.*

Maintenant, le point le plus intéressant pour nous tous est de savoir si, dans l'innovation qui vient remplacer un système peu ménager des éléments fixes que portent les eaux minérales, nous conservons ces mêmes éléments, c'est-à-dire, le médicament lui-même.

Pour répondre à cette question il suffit de répéter que l'appareil est comme un tube unique, dont l'une des extrémités puise dans une source sulfureuse et dont l'autre extrémité pulvérise l'eau dans une chambre. Le bon sens demande où pourraient s'arrêter et s'anéantir ces éléments médicamenteux; mais la chimie est plus susceptible que le bon sens; alors il nous reste le témoignage de M. O. Henry, qui est venu éprouver l'eau pulvérisée avec tous les réactifs voulus, et qui a pu dire ce qui suit devant l'Académie impériale de médecine; je cite :

« En entrant dans la Salle de respiration de Pierre-
« fonds, les fenêtres même étant ouvertes, on est frappé
« d'une odeur sulfureuse, non désagréable, et analo-
« gue à celle qu'on remarque dans les cabinets de
« bains des établissements d'eaux sulfureuses. Quant
« aux liquides obtenus sur différents point de la salle,
« par la condensation de la poussière d'eau, ils ont
« présenté l'existence de toutes les substances propres
« à l'eau sulfureuse de Pierrefonds. »

« Ainsi, dit en terminant M. O. Henry, le but que s'é-
« tait proposé M. le docteur Sales-Girons se trouve
« atteint. »

§ VII. *Avantages notables des salles de respiration perfectionnées.*

Eu égard à la minéralisation de la poussière d'eau sulfureuse, je me suis trouvé, dès le début de mes observations, dans une singulière perplexité. Tandis que j'attendais, avec une juste impatience, qu'il fût prouvé pour l'Académie que l'eau poudroyée portait bien ses principes minéraux, vint à Pierrefonds un médecin de Paris, qui, après examen du procédé, nous exprima ses craintes. Selon cet honoré confrère, il fallait redouter l'action trop énergique de la poussière d'eau minérale sur des organes sensibles comme les bronches et le poumon. Nous touchions au foyer de l'hématose, où se passe un phénomène vital de la plus vaste généralisation dans l'économie; l'organe était doué de la plus grande susceptibilité, etc.

Il fallait donc craindre ce que nous avions désiré, et ce que nous étions heureux d'avoir obtenu; une légitime appréhension nous fit donc un devoir de procéder avec prudence avec les premiers respirants. On ne fit d'abord des séances que de vingt à vingt-cinq et trente minutes; bientôt après, l'expérience aidant, je vis qu'on pouvait les faire d'une heure sans danger d'accident, ni même d'une trop grande excitation organique.

Sans établir aucune comparaison avec les chambres à vapeur, on peut dire que c'est au point de vue de l'aisance du malade, de l'hygiène et de la salubrité que la nouvelle Salle de respiration se recommande à la médecine.

Point de ces transitions de température et d'atmosphère entre le dehors et le dedans, qui peuvent être si fâcheuses pour les malades de la poitrine, tant en entrant qu'en sortant. Rappelez-vous la haute température qu'on est obligé de maintenir pour éviter la condensation brusque dans les salles à la vapeur; dans celle de Pierrefonds, le thermomètre de l'intérieur marque à peu près le même degré que celui de l'extérieur. Nos malades passent donc sans impression aucune de la Salle dans le parc, et une promenade à l'air, au milieu d'une végétation ravissante, ne peut que confirmer le bénéfice du séjour momentané dans un milieu saturé d'eau minérale. Un long peignoir à prendre en passant dans le vestibule, c'est toute la toilette du respirant.

Quant à la salubrité du lieu, c'est bien autre chose entre les deux espèces de chambres de respiration. Dans celles alimentées à la vapeur et hermétiquement fermées, si l'on introduit vingt malades de la poitrine à toutes les périodes du mal et qu'on les laisse respirer une heure ensemble à la température du local, sans être contagioniste, on peut douter que cette atmosphère close soit bien saine. Dans la Salle de respiration à l'eau poudroyée, les fenêtres peuvent être et sont souvent ouvertes ; la pulvérisation n'exige pas de précaution de clôture, puisqu'elle s'opérerait aussi bien sous un arbre que dans une chambre.

La comparaison est donc favorable, sous tous les rapports, aux nouvelles salles de respiration à l'eau minérale pulvérisée.

§ VIII. — *Analyse chimique de la poussière d'eau sulfureuse dans la Salle de respiration de Pierrefonds.*

Dire que la pulvérisation doit conserver les principes médicamenteux des eaux minérales, ce n'est là que de la théorie. Quelque probabilité qu'on pût avoir *a priori* de la conservation des éléments de l'eau minérale, lorsque celle-ci n'est que brisée, cela n'a pas suffi à notre conviction; nous avons donc demandé d'autres preuves à l'analyse chimique.

Il est positif que les sels fixes, tels que les sulfates de soude et de chaux, les bicarbonates de magnésie, les chlorures de soude, la matière organique, etc., doivent se trouver dans les plus petites parcelles de l'eau divisée ; mais l'un des éléments principaux, l'acide sulfhydrique, susceptible de transformation au contact de l'air, peut être compromis dans ce mouvement de *tamisation*, si on nous passe le mot, que subit l'eau en cet état pulvérulent dans l'atmosphère.

Il a donc fallu s'assurer si cet acide sulfhydrique de l'eau minérale persiste ou résiste en cet état de division dans l'air A cet effet, les deux réactifs probants ont été mis en usage, et la réaction a témoigné du fait. Ainsi, le papier imprégné d'acétate de plomb et la dissolution aqueuse de l'azotate d'argent ont subi, dans la poussière liquide, les changements qu'ils subissent, à peu de différence près, dans l'eau minérale de la source elle-même.

Il n'y a donc plus de doute, la science, qui n'avait fait que prévoir ces résultats, peut aujourd'hui les constater par l'expérience à l'Établissement de Pierrefonds-les-Bains, et ailleurs.

« Maintenant une ère nouvelle, si nous ne nous abu-
« sons trop, s'ouvre pour les eaux minérales ; car elles
« n'ont pas encore été utilisées, on peut le dire (les sul-

« fureuses au moins), pour la plus belle et la plus im-
« portante de leurs applications thérapeutiques, je
« veux dire les inhalations pulmonaires, en vue des
« affections chroniques des organes respiratoires. »

Voilà ce que nous écrivions en 1856, à l'origine même de l'innovation. Aujourd'hui que toutes les stations thermales où l'on dirige les malades de poitrine se sont fait un devoir d'adopter et d'instaler la pulvérisation avec ses applications diverses, on peut voir si notre pressentiment était fondé.

§ IX. *Économie du liquide dans les nouvelles salles de respiration.*

La consommation de l'eau minérale est une question importante à considérer pour certains établissements thermaux qui n'en ont pas de reste. Que l'on sache donc que pour faire une séance réunissant vingt malades dans la Salle de respiration nouvelle, durant 45 minutes il faut tout au plus l'eau d'un demi bain.

Quand on pense à ces établissements, dont les sources renommées contre les maladies de poitrine ne suffisent que pour la Buvette, on peut bien augurer du service que vient leur rendre la pulvérisation. Toutefois la pulvérisation ne remplace rien, elle ne supprime rien dans les modes d'administration actuels; elle ne fait que s'ajouter à eux pour compléter les moyens de traitement requis par la médecine de tous les temps.

Terminons par une citation.

Quand l'ingénieur des eaux minérales de France, M. Jules François, eut vu poudroyer l'eau dans la Salle de respiration de Pierrefonds, il se rappela que M. le docteur Daralde, de Bonnes, lui disait un jour : Je voudrais bien faire une salle d'inhalation ; mais ce n'est pas de la vapeur que je voudrais faire respirer : c'est mon eau sulfureuse elle-même, toute l'eau sulfureuse. M. Jules François venait de voir que le vœu de M. Daralde était réalisé.

RAPPORT

SUR LA SALLE DE RESPIRATION DE PIERREFONDS

Par MM. O. Henry et Patissier,

A L'ACADÉMIE DE MÉDECINE

(Séance de Septembre 1856).

« Vous le savez, Messieurs, les eaux minérales sont depuis très longtemps administrées en boisson, en bains, douches, lotions, étuves, etc., et aujourd'hui surtout, à l'imitation des Romains, on a voulu agrandir le cercle de ces applications thérapeutiques en utilisant les vapeurs naturelles ou artificicielles de ces eaux, pour les faire absorber par la vaste membrane muqueuse des bronches. Dans ce but, on a construit, à l'instar du *vaporarium* antique, des *salles d'inhalation* dans lesquelles les malades sont soumis, pendant un temps plus ou moins long, à la respiration de ces vapeurs. Expérimentée au Mont-Dore, au Vernet, à Amélie-les-Bains et à Allévard, cette médication a déjà produit de bons résultats curatifs.

« On a cherché à expliquer ces résultats : une discussion à ce sujet s'est élevée dans le sein de la Société d'Hydrologie médicale de Paris. Là on s'est demandé si les vapeurs d'eaux minérales contenaient à la fois les principes fixes et gazeux des eaux ou seulement ces derniers. M. le Dr Sales-Girons a soutenu dans son journal la *Revue médicale*, que d'après le *mode actuel* d'installation des salles d'inhalation, les malades n'y trouvaient à respirer, ce qui est rationnel, que les principes volatils, et seulement quelques traces des autres, *entraînées mécaniquement*.

« Persuadé donc qu'il devait être plus avantageux de faire absorber aux organes pulmonaires tous les éléments qui minéralisent les eaux, M. Sales-Girons a tenté de résoudre ce problème, dans la salle de respiration nouvelle qu'il a fait instituer cette année, (1856), à l'établissement des eaux sulfureuses de Pierrefonds, près de Compiègne.

« C'est le principe sur lequel reposent cette innovation et son mode d'exécution qu'il a soumis à l'appréciation de l'Académie impériale de médecine, dans le Mémoire par lui présenté, et qui a pour titre : *Étude médicale sur les inhalations respiratoires de l'eau minérale et sur la Salle de respiration de Pierrefonds-les-Bains*. Vous nous avez chargés, M. Patissier et moi, de vous en rendre compte, et je viens aujourd'hui, en son nom comme au mien, m'acquitter de cette mission.

« L'eau minérale de Pierrefonds est, comme on le sait, de la même nature que celle d'Enghien, près Paris ; c'est une eau sulfureuse froide, formée secondairement, dans laquelle on trouve comme principes minéralisateurs dominants : *l'acide sulfhydrique à la fois libre et combiné à la chaux, des bicarbonates de chaux, de soude et de magnésie, les sulfates des mêmes bases et quelques autres substances salines.* Moins forte que l'eau d'Enghien en matière *sulfureuse*, l'eau de Pierrefonds n'en est pas moins digne d'une attention sérieuse par les bons effets qu'on en retire chaque année dans les affections des voies respiratoires.

« Il était probable que ces résultats deviendraient plus décisifs encore et plus multipliés, lorsqu'on mettrait cette eau minérale dans des conditions plus favorables à son absorption pulmonaire. C'est ce qu'a voulu obtenir M. Sales-Girons, en réduisant l'eau de Pierrefonds dans sa chambre de respiration à un état de division telle, qu'elle *simule une sorte de poudre ou de poussière*, et se mêle ainsi *complétement* à l'air de la salle où sont placés les malades.

« Dans cette salle, qui doit être spacieuse, il est facile de causer en circulant librement, d'y jouer même, afin d'abréger l'ennui du séjour. De plus, les fenêtres peuvent être tenues ouvertes pendant le temps de l'inhalation, ce qui offre l'avantage de tranquilliser les personnes qui auraient l'appréhension de se voir accumulées avec des malades atteints d'affections graves de la poitrine.

« Examinons maintenant à l'aide de quel appareil on est parvenu à réaliser l'idée de M. le Dr Sales-Girons.

« Cet appareil ingénieux, inventé et exécuté par M. de Flubé, propriétaire de l'établissement de Pierrefonds, et aussi habile mécanicien qu'artiste distingué, consiste en une colonne creuse, cylindrique, d'un petit diamètre, de 6 à 8 mètres de longueur, dans laquelle, à l'aide d'une pompe aspirante et foulante, on fait arriver l'eau minérale à 30° centigrades environ. A la partie inférieure de cette colonne, qui rappelle, un peu la disposition du *filtre-Réal* destiné à un autre usage, on a placé des robinets qui permettent à l'eau de s'échapper par trois ou quatre trous capillaires donnant lieu alors à autant de jets. Ces jets viennent *frapper vivement* des disques un peu bombés, placés à une certaine distance, et cette projection rapide détermine immédiatement une telle division dans l'eau, qu'on voit celle-ci se répandre dans l'atmosphère sous forme *de fumée blanche*. Les portions du liquide, condensées sur le bord des disques, sont arrêtées à l'aide de fils, à la surface desquels elles coulent pour se perdre sous le sol.

« La pompe fonctionne durant tout le séjour des malades dans la chambre respiratoire, et l'eau ne cesse pas un instant de se diviser et de remplir l'atmosphère (1).

« Après avoir examiné le jeu de l'appareil pulvérisateur qui sert dans la Salle de respiration de Pierrefonds, et qui est destiné, s'il y réussit, à être appliqué dans les autres établissements thermaux, vos commissaires avaient surtout la mission de s'assurer si l'eau ainsi divisée conservait au moins en partie tous les principes minéralisateurs. L'un de nous, M. Ossian Henry, a pu se rendre sur les lieux mêmes et y faire les expériences nécessaires à cet examen; en voici le résultat :

« 1° En séjournant dans la Salle de respiration, les fenêtres même ouvertes, on est frappé d'abord *d'une odeur sulfureuse* non désagréable, analogue à celle qu'on remarque dans tous les cabinets ou salles de bains des établissements d'eaux sulfureuses.

« 2° La respiration n'y est point gênée. (La température de la Salle est tenue à 20 degrés environ).

« 3° Si l'on place des assiettes ou des entonnoirs dans différents points de la chambre d'inhalation, on peut recueillir aisément les parties de *l'eau divisée en*

(1) Cette description se rapporte à l'état primitif de la salle et des appareils. Aujourd'hui une nouvelle disposition, dont la pratique a démontré l'utilité, est adoptée, comme on pourra le voir dans le paragraphe où nous faisons la description du nouvel état de chose. La gravure qui représente la Salle de respiration fait voir les perfectionnements opérés depuis dans l'installation des appareils pulvérisateurs.

poussière, qui se condensent; ce sont elles qui ont servi à notre analyse chimique.

« 4° Les solutions d'azotate d'argent, des papiers imprégnés d'azotate de plomb, disposés aussi dans la chambre, ont pris des *teintes bistrées, noires ou grisâtres*, reconnues produites par les sulfures métalliques formés.

« 5° Quant aux liquides obtenus par la condensation naturelle de l'eau divisée, ils ont présenté l'existence de toutes les substances propres à l'eau sulfureuse de Pierrrefonds, et la *présence des éléments sulfureux* à côté de certaines quantités d'hyposulfite, n'y a pas été douteuse.

« Ainsi le but que s'était proposé M. Sales-Girons se trouve atteint.

« Quoique les premières applications de la nouvelle méthode inhalatoire du médecin inspecteur de Pierrefonds aient parfaitement répondu à ses espérances, l'Académie ne saurait encore se prononcer sur les avantages thérapeutiques qu'elle peut présenter. Aussi telle n'a pas été la prétention du docteur, qui s'est réservé de lui soumettre, à la fin de la saison, le résultat de ses observations médicales.

« On peut toutefois présumer des avantages; car déjà on s'est très bien trouvé d'applications hydrothérapeutiques ayant quelque analogie et faites en Allemagne, à certaines eaux salines (celles de Kreusnach et de Nauheim), auprès desquelles on promène les malades, qui absorbent les particules d'eau salée entraînées par le vent.

« Toutefois, en attendant les résultats cliniques promis par M. le Dr Sales-Girons, nous croyons pouvoir dire que *sa méthode est fondée sur des principes rationnels*. Si l'expérience vient confirmer ses prévisions, nous espérons que le nouveau procédé, appliqué à la Salle de respiration de Pierrefonds, sera imité dans d'autres établissements thermaux.

« En conséquence, vos commissaires estiment qu'il y a lieu de remercier M. Sales-Girons de son intéressante communication et de déposer honorablement son Mémoire dans les archives de l'Académie. »

THÉORIE DES INHALATIONS, EU ÉGARD AUX MALADIES DE POITRINE.

§ Ier. *Faire pénétrer les médicaments dans les bronches a toujours été l'objet de la médecine.*

Depuis Hippocrate, la médecine des affections de poitrine n'a eu qu'un objet dominant : introduire le remède, s'il y en a, jusqu'au contact des organes lésés; et Mascagni, qu'on cite toujours à ce propos, n'a fait que résumer cette intention traditionnelle, quand il a dit : « Si jamais on guérit la phthisie, « c'est par les voies respiratoires que le médicament « devra pénétrer dans l'organisme du malade. »

Si la pratique a sanctionné, sur des résultats thérapeutiques, l'existence des salles de respiration à la vapeur, à plus forte raison devra-t-elle sanctionner l'innovation de nos salles, où l'eau divisée dans l'espace, est respirée par le malade avec tous ses principes actifs. L'important est de savoir si les eaux minérales employées possèdent vraiment des vertus artériaques; or, jusqu'ici, les eaux sulfureuses ont eu la réputation de cette prérogative. L'expérience nous enseignera si elles sont les seules à mériter cette réputation; nous croyons qu'elle en désignera d'autres, la nature étant trop riche pour s'être réduite à un seul médicament pour une si cruelle maladie.

La méthode des inhalations pulmonaires, dans l'histoire du traitement des affections de poitrine, a cela de particulièrement significatif, c'est que, à l'intérieur ou à l'extérieur, presque tout ce que l'expérience a désigné comme d'un bon emploi a été tourné pour être aussi administré par les voies respiratoires. Ainsi, le goudron et les baumes, que nos anciens ordonnaient d'abord *ad magnitudinem fabœ*, furent, dans la suite, l'objet de divers procédés fumigatoires, ayant pour but de les faire respirer. Trouvait-on enfin une substance utile contre la phthisie, on cherchait aussitôt s'il ne serait pas possible de l'administrer aussi par les bronches.

Et l'on se tromperait fort si l'on pensait que le médecin de l'antiquité, qui n'était certes pas localisateur par doctrine, préférait en l'espèce la médication topique à la médication générale. Sans être aussi avancé que les modernes en physiologie, il supposait, à bon droit, que les organes de la respiration étaient un foyer d'où le médicament pouvait être porté dans tout l'organisme. L'effet local, dans l'intention thérapeutique de nos aïeux, ne venait qu'en seconde ligne.

En un mot, l'inhalation pulmonaire, comme méthode d'administration pour les maladies de la poitrine, est resté dans la science à titre de médication élective. Elle n'a jamais empêché d'ordonner les médicaments par d'autres voies ; mais la voie respiratoire a été de tout temps reconnue comme la voie la plus naturelle pour le traitement de la phthisie et des autres affections bronchiques.

§ II. *Les respirations curatives ont deux intentions, comme la maladie de poitrine a deux causes.*

Maintenant, comment agissent sur les organes malades les matières médicamenteuses inhalées ou respirées ? C'est là une question thérapeutique dépendant de la conception pathologique que l'on se faisait de la maladie. Les explications sur ce point étaient donc variables comme les systèmes ; chacun produisait la sienne en la déduisant de la cause qu'il supposait présider à la lésion, et il raisonnait bien. Nous ne faisons pas mieux ni autrement aujourd'hui.

A notre avis seulement, l'explication n'était pas satisfaisante, parce qu'on ne voyait jamais qu'une cause de la maladie, tandis qu'il y en a deux à considérer.

Une bronchite, une laryngite chroniques, par exemple, quels qu'en soient le principe et le début; qu'elles soient, dis je, primitives ou consécutives, se présentent en pathologie avec ces deux considérations bien distinctes pour le médecin attentif :

1° Celle de la cause morbide qui préside nécessairement à la maladie du commencement jusqu'à la fin;

2° Celle de la cause secondaire, qui, agissant accidentellement sur les lésions, active, irrite ou exaspère la maladie.

Je sais toute l'importance de la première de ces deux considérations. Je sais bien que si on pouvait détruire la première cause, le principal serait fait pour la guérison; mais je sais aussi tous les empêchements, tous les retards que peut mettre à cette guérison la négligence de la cause seconde ou d'excitation.

Ainsi, dans le nombre des substances que la médecine a expérimentées depuis des siècles contre les maladies de poitrine, il doit y en avoir certainement qui auraient eu prise sur la cause première; mais la cause secondaire était là, et rien ne faisant obstacle à son action subversive sur le mal, le médicament ne produisait pas l'effet réparateur qui eût eu lieu sans elle. Nous allons mieux expliquer notre pensée dans le paragraphe suivant.

§ III. *L'air atmosphérique, par son oxygène probablement, est la cause qui active la maladie.*

Dans les affections organiques des bronches et du larynx, dites bronchites et laryngites, il y a donc, outre la cause originelle de la maladie, qui suit sa marche, une cause d'excitation permanente qui y ajoute son funeste concours. Cette cause d'excitation, c'est le contact de l'air atmosphérique que l'on respire et dont l'agent pernicieux est probablement l'oxygène, séparé par l'acte même de la respiration et de l'hématose.

Il y a vingt ans bientôt que nous avons émis cette opinion, que les surfaces lésées de la muqueuse respiratoire sont dans le cas des plaies qui resteraient en contact réitéré avec l'air, et qui par ce fait guérissent très difficilement, si elles ne s'indignent davantage.

Maintenant, que ce soit l'oxygène de l'air qu'il faille accuser de cette action malfaisante, il y a des présomptions plausibles à cet égard. L'air vif et frais, c'est-à-dire, riche en oxygène, est mauvais aux poitrinaires ; ce fait est d'observation séculaire en médecine. Ce qui n'est guère moins constant, c'est que l'air bas et tiède, chargé d'émanations qui peuvent diminuer la quantité ou atténuer la qualité de l'oxygène atmosphérique, est d'un séjour plus propice pour ces mêmes malades. L'air des étables à vaches, qui ne contient que 18 ou 19 d'oxygène au lieu de 21, nous donne une preuve de ce que nous avançons.

Les Anglais, s'ils y ont pensé, n'ont pas eu tort d'avoir conservé aux maladies les plus graves de la poitrine le nom antique de *consomption*. Rien ne peut mieux exprimer l'action subversive de l'oxygène, cette cause d'oxydation universelle, dont le propre est de tout brûler et consumer, que cette dénomination.

Selon notre théorie, qui dédouble la maladie en ces deux causes distinctes, rien n'est plus facile que d'établir le traitement d'une bronchite et d'une laryngite chroniques. Il suffit en effet, ayant égard à chacune des deux causes qui y président, d'instituer une médication qui contienne un médicament contre la cause pathogénique, en même temps qu'un moyen qui s'oppose plus ou moins à l'action nuisible de l'oxygène sur les lésions des bronches ou du larynx.

La perfection consisterait, on le pressent, à trouver le médicament de la maladie dans le moyen préservatif de l'oxygène, ou le moyen préservatif dans le médicament. Il les faudrait tous les deux ensemble, car il est nécessaire qu'ils agissent concurremment. Une substance qui devrait agir, même héroïquement, sur la cause première du mal, verrait ses bons effets empêchés par la cause secondaire, qui vient en ranimer sans cesse les lésions. Par contre, une substance qui ne ferait que s'opposer aux effets de l'oxygène aurait encore bien moins de résultats.

La question thérapeutique des affections qui nous occupent, se résume donc en cette formule : trouver ensemble ou à la fois un agent médicamenteux général et un agent préservatif local; il ne s'agit plus ensuite que du mode d'administration le mieux approprié de ces deux agents.

L'air extérieur, on l'a constaté, est d'autant plus irritant sur les lésions superficielles, que celles-ci ont une surface plus aride, et que l'air est lui-même plus sec. De là, l'indication des applications humides sur les plaies. Du reste, il est d'observation que les poitrinaires respirent plus aisément dans les temps tièdes et mous que dans les jours secs et froids.

Ainsi, soit par le fait de déplacement ou d'enveloppement de l'oxygène, soit par le fait de la fomentation des organes, il est certain que l'eau poudroyée dans les Salles de respiration doit y rendre l'action de ce gaz plus douce ou moins irritante.

Après cet exposé, nous sommes autorisés à croire que l'eau minérale sulfureuse, rendue propre à la respiration par le fait de la pulvérisation, réunit la double condition d'agir: 1° comme médicament sur le fonds de la maladie ; 2° comme moyen d'atténuer la cause d'excitation superficielle.

Tout s'explique dans cette théorie des deux causes du mal et des deux médications requises pour les combattre convenablement. Mais, en montrant l'action particulière que peuvent avoir les inhalations tantôt sur l'une, tantôt sur l'autre cause de la maladie, notre théorie montre aussi les deux conditions que ces inhalations doivent réunir pour atteindre concurremment les deux causes à la fois ; simultanéité qui est selon nous, le beau idéal du traitement des affections pulmonaires (1).

On pourrait penser, d'après ce qui vient d'être dit, que nous voulons supprimer l'oxygène ; nous ne demandons des choses que ce qu'on peut en obtenir. L'oxygène étant nécessaire à la respiration, à l'hématose et à la vie, nous ne pouvons vouloir en supprimer que ce qui ne ferait pas défaut à ces fonctions. D'ailleurs, que faut-il ici? que l'oxygène de l'air ne produise pas son impression facheuse sur les lésions des voies res-

(1) M. Guéneau de Mussy, sous le titre de *Traité de l'Angine glanduleuse et Observations sur l'action des Eaux de Bonnes dans cette affection*, a publié un Ouvrage que nous sommes heureux de pouvoir invoquer à l'appui de nos idées. L'auteur ne précise pas comme nous ces deux causes de la maladie; mais les deux intentions du traitement qu'il indique suffisent à faire voir qu'il ne lui manquait pour compléter à Bonnes la médication de la laryngite, que l'Appareil pulvérisateur de Pierrefonds.

Après avoir noté le bon emploi de la Buvette et des Bains, M. Guéneau de Mussy cherche de quelle manière on pourrait administrer l'eau sulfureuse comme topique, et il rappelle, n'ayant rien de mieux, les *injections par les narines*, conseillées par M. Fontan. Mais il leur préfère avec raison la douche ordinaire, dans laquelle, la surface cutanée recevant le jet, les organes respiratoires trouvent, dans l'air du cabinet, les vapeurs et les éclaboussures liquides qui en résultent c'est-à-ditre, ce qui se rapproche le plus de la Salle de respiration à l'eau poudroyée.

piratoires. Eh bien, cet effet sera obtenu dans la Salle de respiration par la poussière d'eau sulfureuse inspirée, qui vient s'étendre sur ces mêmes lésions.

§ IV. *Les organes respiratoires sont la voie d'élection pour le traitement des maladies de poitrine.*

Toutes les voies de l'organisme sont bonnes sans doute pour toutes les médications ; mais pour les affections de la poitrine, les organes respiratoires paraîtront naturellement les mieux choisis. Les grands médecins n'ont jamais eu qu'un but dans la thérapeutique de ces maladies, celui de mettre le remède sur le mal.

Et ils ont eu raison. Nous savons, aujourd'hui, qu'une substance médicamenteuse, portée dans l'organe de l'hématose, est aussi bien départie et généralisée dans l'économie, que si elle était introduite dans les organes de la digestion. Mais nous savons de plus qu'il faut qu'une substance vienne modifier l'action locale de l'air sur les altérations superficielles de la maladie.

On pourrait sans doute diviser la médication en administrant le médicament proprement dit par l'estomac, et le modificateur atmosphérique par les bronches ; mais si le modificateur porte avec lui le médicament, l'administration n'en sera que plus rationnelle, puisqu'elle a ce caractère de médication élective que les médecins ont toujours eue en estime particulière.

D'ailleurs, rien n'empêchera qu'on ne fasse boire le médicament et qu'on le fasse respirer aussi. Est-ce que nos aïeux, qui faisaient respirer les émanations balsamiques, n'administraient pas concurremment les baumes eux-mêmes à l'intérieur? Est-ce que le séjour dans les forêts résineuses ou dans les atmosphères goudronnées, leur interdisait les doses de goudron ou les décoctions de bourgeons de sapin par les intestins? Est-ce que l'habitation des étables à vaches pour en respirer l'atmosphère ne donne pas l'idée d'ordonner le lait?

Il en sera de même dans les établissements d'eaux minérales : jamais le médecin, sous prétexte que le malade respire l'eau sulfureuse dans les Salles d'inhalation, se croira dispensé de l'ordonner à la buvette quotidienne, non plus qu'en bains et en douches, quand il le jugera utile.

Ce que nous venons de dire pour la bronchite et pour la laryngite chroniques, peut être dit de la phthisie elle-même, si jamais on revient du système d'incurabilité auquel on l'a soumise en ces derniers temps. Oui, s'il y a un traitement de la phthisie, ce traitement doit être composé de : 1° l'administration d'une substance qui ait pouvoir thérapeutique sur l'essence de la maladie, et 2° de l'emploi d'un agent qui ait pour effet d'atténuer l'action de l'oxygène atmosphérique sur les parties pulmonaires lésées. L'un de ces points sans l'autre, laissera toujours quelque chose à désirer pour le résultat curatif qu'on se propose. L'un avec l'autre, la médication est rationnelle et complète, puisqu'elle atteint le mal, d'une part, dans sa cause primitive, et, de l'autre, dans la cause seconde qui l'entretient.

§ V. — *Les eaux minérales sulfureuses sont la seule matière médicale des maladies de poitrine aujourd'hui.*

Le problème thérapeutique des affections de la poitrine se réduit donc à chercher et à trouver une médication, dont le médicament employé réunisse les deux pouvoirs curatifs correspondants aux deux causes dont nous venons de parler. Or, nous avons vu, quant à la médication, que la mieux justifiée devant l'expérience est celle des inhalations pulmonaires: reste donc à découvrir la matière médicale à employer pour ce traitement.

La matière médicale des maladies de poitrine n'est pas ce qui manque dans les annales de la thérapeutique. Les livres sont remplis de substances spécifiques ; mais, dans le nombre de celles que la pratique moderne a conservées, les eaux minérales, et particulièrement les sulfureuses, sont inscrites au premier rang.

Voilà donc la matière médicale trouvée ; or, comme nous venons de voir que le mode d'administration le mieux approprié était celui des inhalations pulmonaires, le problème se trouve ainsi résolu dans les *Salles de respiration* à l'eau sulfureuse pulvérisée.

Tout se tient, on le voit, dans notre traitement des affections chroniques des voies respiratoires. Il ne manque, pour compléter notre exposé, que de faire voir en terminant comment l'eau sulfureuse, poudroyée dans l'atmosphère de ces chambres, et respirée par le malade, peut remplir le double rôle voulu, c'est-à-dire le rôle de *médicament* à l'adresse de la cause primitive qui a produit la maladie, et le rôle de *moyen modificateur* de l'oxygène de l'air, cause secondaire qui entretient et active la maladie :

1° Comme médicament, nous venons de le dire, les eaux sulfureuses sont inscrites dans les livres de la matière médicale, pour leurs propriétés curatives dans les maladies de poitrine. Celles de Bonnes et de Pierrefonds, par exemple, ont fait preuve d'efficacité spéciale contre ces affections. On trouvera, dans la suite, que d'autres eaux minérales, iodurées, chlorurées, arséniées, et même les eaux de mer, possèdent aussi des vertus artériaques positives.

2° Comme moyen modificateur de l'oxygène de l'air, eu égard aux effets d'excitation que ce gaz produit sur les lésions chroniques des voies respiratoires, une tamosphère imprégnée d'eau sulfureuse poudroyée paraît de prime abord devoir remplir cet objet. Que l'on se rappelle ce que l'expérience a trouvé d'avantageux à ce que les poitrinaires vécussent dans ces milieux où l'air est moins sec et même moins pur. Que l'on se rappelle tout ce que l'observation a noté en faveur des atmosphères saturées d'émanations organiques, comme séjour de ces malades, telles que celles des étables à vaches, des forêts de pins, etc., et l'on comprendra que c'est à la diminution de l'oxygène de l'air qu'il faut attribuer les améliorations constatées.

L'expérience médicale, notre guide, se fait ce raisonnement: si le poitrinaire se trouve mieux dans un air où l'oxygène soit atteint dans sa quantité ou dans sa qualité, c'est que l'oxygène est nuisible, et par contre, que son atténuation serait utile.

Or, les plus simples notions de la physique nous permettent d'avancer que, dans les *Salles de respiration* à l'eau poudroyée, les malades doivent trouver une moindre quantité d'oxygène que dans l'air ordinaire. Ne fût-ce que par déplacement, il est certain que la poudre d'eau, qui y est fort drue, doit occuper une portion notable de l'espace.

Et puis, ne peut-on pas dire que l'eau qui accompagne l'air jusqu'à son contact avec les muqueuses respiratoires, doit amoindrir l'effet phlogistique de l'oxygène, soit par enveloppement du gaz lui-même, soit par interposition sur les organes lésés ?

§ VI. — *Ce que nous entendons par l'expression maladies de poitrine.*

Nous avons employé très-souvent l'expression de *Maladies de poitrine*; disons ici que ce n'est pas nous qui l'avons inventée; l'ayant trouvée toute faite et n'ayant pas besoin dans ce travail d'une plus grande précision que celle qu'elle implique généralement, nous l'avons adoptée comme suffisant à notre dessein.

Que si on demandait cependant ce que nous entendons par *Maladies de poitrine*, nous répondrions tout simplement, comme les ouvrages modernes, qu'à partir de l'arrière cavité buccale jusqu'à la cellule parenchymateuse des poumons, il y a une muqueuse susceptible de lésions chroniques, et que ce sont ces lésions, trop localisées peut-être sous les noms modernes de *Laryngite*, de *Trachéite*, de *Bronchite* et de *Tuberculisation*, que nous désignons sous la dénomination collective de *maladies de poitrine*.

D'autre part, nos respirations médicamenteuses étant faites indifféremment pour l'une comme pour l'autre de ces maladies, il était inutile de les signaler ici par un nom plus spécial.

On nous demandera peut-être si nous oublions les Angines, la Pharyngite, l'Œdème de la glotte, le Mal de gorge, le Rhume, la Fluxion, les Catarrhes, l'Asthme, la Phthisie, etc.? Nous répondons que ces maladies sont pour nous comprises dans les quatre grandes divisions ci-dessus, de même que nous comprenons ces quatre divisions dans l'expression *Maladies de poitrine*. Si nous avions admis ces subdivisions pathologiques, il n'y aurait pas eu de raison pour ne pas subdiviser encore l'angine, par exemple, en angines granuleuses, glanduleuses, papillaires, folliculeuses, etc. Cette précision, fort importante sans doute dans un traité des affections respiratoires, serait superflue dans un traité de la médication qui leur convient à toutes indistinctement.

Il y en a qui ont pensé qu'il était oiseux de diviser les maladies, quand on n'aurait qu'une même médication pour les traiter. Dailleurs qui sait si toutes ces lésions de la muqueuse respiratoire ne sont pas analogues et même identiques de nature, et si les divisions par siége qu'on y a distinguées, ne sont que la même maladie plus ou moins profondément placée ? S'il en était ainsi, ce serait pour nous une excuse, de plus d'avoir négligé les sections pour nous attacher au fait pathologique dans sa plus grande généralité.

L'asthme et la tuberculisation, que nous serions obligé de signaler à part, l'un à cause de son essence nerveuse fréquente, et l'autre comme ayant son siège dans le tissu pulmonaire, rentrent néanmoins dans notre cadre des maladies de poitrine; parce que la médication respiratoire dont il s'agit ici leur est applicable. La phthisie elle-même, que nous ne confondrons pas tout à fait avec la tuberculisation, y entre pour la même raison.

Les lésions de la muqueuse respiratoire ont de leur essence quelque chose d'analogue qui les lie et en fait une classe à part : elles affectent les organes de la respiration d'une manière toute particulière. C'est ce qu'ont noté tous les observateurs qui ont vu que la laryngite, par exemple, peut s'étendre au-dessus et au-dessous du canal aérien, aux bronches et aux arrière-cavités de la bouche, et presque jamais à l'œsophage. On dirait qu'il y a, malgré toutes les différences de siége, une sorte d'unité morbide entre toutes ces lésions du tube respiratoire. Cette unité pourrait bien venir autant de ce que ce tube est un, comme appareil pour une même fonction, que de ce que l'air atmosphérique concourt comme cause active dans toutes ces affections.

Qu'on y réfléchisse, et l'on verra qu'en les réunissant toutes dans une seule dénomination, nous n'étions pas si éloigné du vrai qu'on pourrait le croire de prime-abord. Enfin nous avons appelé *Maladies de poitrine* les lésions des organes respiratoires, qu'on peut atteindre topiquement et modifier thérapeutiquement dans nos Salles de respiration.

Si nous étions entré dans le détail nominal des affections qui peuvent ressortir à notre médication, on comprend que nous eussions fait entrer dans ce cadre, l'amygdalite, l'atrophie ou l'hypertrophie de la luette, le coryza chronique, la punaisie, qui peuvent être si puissamment influencés par l'eau sulfureuse dans les Salles de respiration.

§ VII. — *Ce que nous entendons par le mot* IRRITATION.

Le mot *irritation*, dont il est souvent fait usage ici pour désigner l'effet de l'action spéciale de l'air ou de l'oxygène sur les lésions de la muqueuse respiratoire, requiert une courte explication sur le sens que nous avons entendu lui donner.

Quand nous disons que le contact réitéré ou continu de l'air sur une ulcération et sur une plaie, l'excite, l'aggrave ou l'*irrite*, nous n'entendons rien préjuger sur la nature de ces lésions, ni indiquer les qualités antiphlogistiques de la médication à employer pour les guérir; il faut comprendre autrement notre pensée, qui est celle-ci :

L'action propre de l'oxygène est d'oxyder; d'où, le mot *oxydation*, transporté du domaine de la matière minérale dans celui de la matière organique, exprimerait le mieux le sens que nous donnons au mot *irritation*. Or, comme l'oxydation minérale est connue, il ne serait pas difficile d'imaginer une oxydation organique.

Seulement la chimie, dite organique, ne différencie pas cette dernière oxydation selon que la surface vivante qui en est le siége est à l'état physiologique ou à l'état pathologique. Pour la chimie, tout ce qui est organe est organe, qu'il soit mort ou vivant, qu'il soit sain ou malade.

Il y a pourtant cette différence à faire : si l'organe est à l'état physiologique, à l'état sain, l'oxygène, dominé par les forces de la nature, est approprié aux besoins de l'organisme et sert à la vie; si, au contraire, l'organe est lésé dans son enveloppe, épiderme ou épithélium, l'oxygène s'exerçant sur un point altéré, y surmonte les forces de la nature, et sert à la mort, en corrompant les tissus et les tumeurs.

Les agents extérieurs, qui concourent au profit de l'organisme lorsqu'il est dans les conditions de la santé, reprennent leur empire contre lui lorsqu'ils le trouvent affaibli ou malade; c'est la loi générale. L'homme est comme à l'état de siége au milieu de l'univers, qu'il domine seulement tant qu'il se porte bien. Mais un point malade, c'est comme le défaut de la cuirasse, et une plaie est comme une brèche par où l'ennemi ne manquera pas de l'attaquer. Ainsi, par exemple, l'action de l'oxygène atmosphérique sur la muqueuse des bronches, lorsque cette muqueuse est affectée de la lésion dite bronchite chronique, serait donc une oxydation d'organe malade, c'est-à-dire une irritation du mal.

Il ne s'agit pas de savoir comment l'air ou son oxygène dénature les tissus malades qu'il touche, comment il se combine avec leurs sécrétions morbides, comment enfin il entretient, irrite et indigne les érosions, les granulations, les ulcérations et les plaies. Nous savons qu'il produit ces désordres, et qu'il les produit par une sorte d'oxydation ou de fermentation putride, d'où suit une excitation toujours nouvelle du mal; cela suffit à notre objet.

Cela suffit, disons-nous, pour indiquer le traitement :

l'oxydation étant la cause, il importe de l'empêcher de se produire en atteignant l'oxygène de l'air, soit dans sa quantité, soit dans ses qualités. Si nous ne pouvons pas préserver la partie lésée du contact de cet agent, faisons au moins que l'agent soit affaibli dans son action sur cette partie.

Or, c'est ce que nous faisons dans les Salles de respiration à l'eau pulvérisée. La chimie nous apprend, en effet, que l'eau sulfureuse ainsi répandue dans l'atmosphère en modifie l'oxygène; puisque la normale de 21 pour cent y descend à 19. Nous négligeons les autres raisons qui en rendent le contact plus doux et moins irritant pour les surfaces malades.

§ VIII. — *De la salubrité comparée des Salles de respiration et des chambres d'inhalation.*

La Salle de respiration de Pierrefonds n'est pas différente des chambres d'inhalation, parce qu'au lieu d'y trouver de la vapeur les malades y trouvent de l'eau minérale, mais aussi parce que les conditions de salubrité en sont préférables sous tous rapports.

Or, la question de salubrité, quand il s'agit d'un espace où sont réunis plusieurs malades de poitrine à divers degrés de la maladie, cette question, disons-nous, sera toujours d'une certaine importance, lors même que l'on repousserait toute idée de contagion. C'est sur ce point que nous avons à noter les avantages que présente l'innovation.

On sait d'abord que le système de la pulvérisation liquide permet l'ouverture des fenêtres, et dès lors l'accès de l'air, qui entretient l'équilibre de température entre le dedans et le dehors. Ces deux conditions suffiraient à distinguer fondamentalement les nouvelles salles des anciennes. On sait, en effet, qu'il faut prendre dans celles-ci toutes les précautions contraires pour le maintien de la vapeur.

Mais il s'agit moins encore de la possibilité d'introduire l'atmosphère extérieure que du fait qui purifie sans cesse celle de l'intérieur ; expliquons ce fait.

Il se passe dans la Salle de respiration nouvelle un phénomène purement physique, qui mérite l'attention du médecin; tâchons d'en donner une idée.

Dans l'acte mécanique de la pulvérisation liquide, il se produit à la fois et ensemble deux sortes de poussière d'eau bien distinctes. L'une plus grossière, quoique respirable encore, s'étend dans une sphère d'éclaboussure restreinte, et tombe bientôt vers le sol. L'autre, plus fine, plus ténue et partant plus légère, suit le torrent de la pulvérisation, mais s'en sépare bientôt et se relève pour remonter à la hauteur d'un mètre environ au-dessus de l'appareil pulvérisateur (1).

(1) A ceux qui croiraient que cette poussière qui s'élève serait de la vapeur, nous répondons qu'il suffit de voir comment elle se tient dans l'atmosphère de la chambre pour se convaincre qu'il n'en est rien, et que c'est bien de la poussière liquide.

Maintenant, cette poussière fine serait-elle à l'état intermédiaire qu'on appelle l'*état vésiculaire*, comme les brouillards et les nuages?

Arrivée là, cette poussière fine ne s'y maintient pas; elle en descend trois ou quatre fois plus lentement que la poudre grossière, et s'y trouve remplacée par celle semblable qui se forme perpétuellement. Notons que le flot de la poussière qui descend ne contrarie en rien le flot de celle qui monte *et vice versa*, comme la rencontre de leurs particules pourrait le faire supposer.

Eh bien, la descente continuelle de cette poussière, fine et drue comme un brouillard épais, à travers l'atmosphère de la Salle, doit avoir pour effet de tamiser l'air et d'entraîner, de dissoudre et de noyer avec elle tout ce qu'il pourrait contenir d'insalubre ou de miasmes spéciaux. Qu'on se figure l'abaissement continu d'un nuage de poussière d'eau, incessamment renouvelé et descendant incessamment de la hauteur de deux mètres, et l'on comprendra que l'atmosphère soit comme lavée et filtrée dans cette tamisation.

Si cette théorie toute matérielle de l'épuration perpétuelle de l'air dans un local est vraie, la Salle de respiration nouvelle réalise la condition indispensable de tout espace clos où l'on réunit des malades de poitrine. Ce qui nous fait dire que l'eau poudroyée selon le procédé de

D'abord on peut répondre que l'état vésiculaire, inventé plutôt que constaté par les physiciens, est une pure hypothèse. Rien n'empêche que l'eau finement fragmentée se soutienne dans l'air sans être à l'état vésiculaire; toutes les poussières fines, de charbon comme d'autres matières végétales ou minérales, peuvent s'élever et se maintenir quelque temps dans l'atmosphère; c'est du moins ce qui vient d'être démontré par M. Jamin, professeur de physique à la Sorbonne, dans une de ses dernières leçons.

Pierrefonds servira probablement un jour pour épurer les atmosphères suspectes des lieux où vivent les malades et même les gens bien portants.

Comparerons-nous maintenant ces conditions heureuses des Salles de respiration à l'eau pulvérisée avec les conditions contraires des chambres d'inhalation à la vapeur? Il est trop facile de juger soi-même de ces deux systèmes de respiration pour insister.

Qu'il nous suffise de dire que dans les chambres d'inhalation il se fait un mouvement atmosphérique tout opposé à celui des salles de respiration : la vapeur en s'élevant emporte et accumule tous les miasmes dans l'espace; la poussière en descendant les précipite avec elle et les détruit, comme nous venons de le voir.

§ IX. — *Questions de physiologie et de chimie, relatives à la Salle de respiration nouvelle.*

Deux sujets d'études de grande importance pour notre méthode thérapeutique restent à toucher. Malheureusement, ces deux études supposent des connaissances un peu étrangères à la question.

La première de ces études se rapporte à la constitution organique des voies respiratoires et à la propriété d'absorption qu'elles ont pour les médicaments. C'est la question de physiologie.

La seconde étude se rapporte au milieu dans lequel s'effectue la respiration pour y déterminer les modifications qu'éprouvent l'air atmosphérique, et notamment son oxygène, lorsque la salle est plus ou moins chargée de poussière d'eau sulfureuse. C'est la question de chimie.

Relativement à la première question, on sait que les organes respiratoires présentent au médecin des maladies de poitrine des conditions exceptionnelles comme voies d'administration thérapeutique. En effet, quelle étendue de surface pour recevoir les médicaments; quelle activité pour les absorber; quel moyen pour les généraliser dans toute l'économie! (1)

1° Cette étendue de surface a été estimée trente fois au moins celle du corps tout entier. Ce que l'on comprendra, si on pense que le poumon qui termine les bronches n'est, à proprement parler, que surface, les aéroles qui le composent étant supputées au nombre de plusieurs centaines de mille.

2° La propriété d'absorption de la muqueuse respiratoire est reconnue supérieure à celle de tous les autres téguments, internes ou externes. Les médicaments respirés la pénètrent avec une rapidité qui explique celle de l'action de l'oxygène atmosphérique sur le sang artériel dans l'acte de l'hématose (2).

3° Mais c'est comme organe de transport et de communication des médicaments à toutes les parties de l'économie que les poumons sont remarquables. La mu-

(1) V. Physiol. de M. le professeur Bérard, p. 93.

(2) V. même ouvrage, p. 94.

queuse aréolaire du poumon seule, par le fait d'une texture admirable, communique avec le sang la plus parfaite des humeurs et l'élément le plus généralisateur de l'organisme. Or, la masse totale du sang se trouve plus de vingt fois par heure en rapport avec cette muqueuse.

Comme voie de médication en général, l'arbre respiratoire pourrait être mis en parallèle avec tout autre système organique du corps humain; mais, pour les lésions chroniques de la poitrine, qui seules nous intéressent ici, la voie des bronches reste évidemment spéciale et sans comparaison; elle est naturelle, en un mot. Le tube digestif, l'enveloppe cutannée et l'organe respiratoire sont sans doute les trois grandes voies thérapeutiques; mais la dernière, outre qu'en l'espèce elle satisfait à l'aphorisme, *mettre le remède sur le mal,* reste comme la plus immédiate et la moins détournée.

Passons à la question de chimie.

Il s'agit ici de savoir les changements que subit l'air atmosphérique dans la salle de respiration nouvelle par l'effet de son mélange ou de sa combinaison avec la poussière d'eau sulfureuse. Or, nous ne savons qu'une chose à cet égard, mais elle est d'intérêt majeur pour notre théorie, c'est que la proportion normale d'oxygène y descend, d'après les expériences de M. le professeur Filhol et de M. Ossian Henry, de 21 à 20 et même à 19.

L'oxygène est une cause d'excitation ou d'entretien de l'affection, c'est donc autant de pris sur l'ennemi. Et ce que nous lui prenons est tout juste ce qu'il avait de trop pour les poitrines malades.

Mais ceci rentre dans les limites naturelles d'une étude spéciale, que nous exposerons sommairement, plus loin, sous le titre de Diète respiratoire.

La diminution dans la quantité de l'oxygène est donc un fait réalisé dans la salle de respiration. Quant à l'atténuation de ses qualités, elle n'est probablement pas moins certaine, si on réfléchit que l'atmosphère y est, pour ainsi dire, noyée d'eau, et que les surfaces lésées y sont humectées et comme arrosées sans cesse par le même liquide; ce qui doit sans contredit faire l'effet d'une fomentation, ou au moins d'une enveloppe qui empêche le contact immédiat de l'oxygène sur la muqueuse affectée.

Nous pourrions citer ici ce qui a été dit tout récemment de la combinaison de l'élément sulfureux des eaux avec l'oxygène de l'air, d'où résulte un hyposulfite; ce fait a une importance notable, selon nous, en raison, non-seulement de la modification de l'oxygène qu'elle indique, mais des propriétés antiputrides que possèdent les hyposulfites d'après des faits et selon une théorie moderne, exposée par M. le professeur Poggiale.

§ X. — *De l'absorption des substances médicamenteuses par la muqueuse respiratoire.*

La double question de savoir si la poussière d'eau sulfureuse pénètre bien dans les voies bronchiques, et si les minéraux sont absorbés et généralisés dans l'organisme par ces voies, mérite au plus haut degré d'être signalée ici.

A. Premièrement, l'eau pulvérisée pénètre-t-elle dans les bronches par le fait de la respiration dans la Salle?

Voici des faits qui viennent répondre affirmativement.

« Chez les mineurs qui vivent au milieu de la poussière de charbon de terre, les poumons prennent une teinte noire, et on y trouve des concrétions qui engorgent les extrémités radiculaires des bronches. » Nous prenons ce fait dans le traité de physiologie de M. J. Béclard.

Cependant les animaux, des lapins, par exemple, qu'on fait respirer dans des poussières semblables, ne témoignent pas d'une introduction pareille. Comment expliquer cette différence contradictoire?

Nous croyons qu'elle s'explique en considérant que les lapins comme la plupart des animaux respirent par les narines, et que l'homme seul respire par la bouche.

M, Guérard, de l'Académie de médecine, a cité des faits recueillis dans les fabriques à l'atmosphère poudreuse. Il est d'observation, dit-il, que les ouvriers qui chantent et parlent beaucoup sont plus promptement atteints par les affections propres à leur industrie que ceux qui travaillent sans parler ni chanter. Ce qui revient à dire que ceux qui respirent par la bouche et à grandes inspirations sont plus exposés que ceux qui respirent la bouche close ou par les narines.

Aussi, est-il de recommandation expresse dans notre

Salle de Respiration à l'eau poudroyée de respirer par la bouche et de faire de temps à autre de plus profondes aspirations.

Dans une Théorie nouvelle de la pénétration des poussières dans les bronches, nous avons rendu compte de ces différences, et démontré les conditions dans lesquelles il faut être pour que cette pénétration s'effectue le plus abondamment. Ces conditions sont précisément celles que nous avions établies : 1° redressement de l'angle pharyngien ; 2° bouche ouverte ; 3° abaissement de la base de la langue ; 4° élévation du voile du palais ; 5° inspiration un peu plus forte qu'à l'ordinaire : tels sont les articles de cette théorie.

B. Les principes minéralisateurs des eaux sont-ils absorbés par la muqueuse respiratoire qu'ils atteignent ?

Sur cette deuxième question on a cité l'expérience de poussières insolubles qui s'accumulent dans les bronches, pour prouver qu'elles ne sont pas absorbées. Rien de plus conforme à la *théorie*, qui nous enseigne que tous les systèmes circulatoires, chylifère, lymphathique et sanguin sont sans ouvertures dans l'économie. Les expériences les plus délicates, nous dit M. Béclard, ont été faites en vain pour produite l'absorption du noir de fumée, qui est pourtant la poussière la plus ténue, mais qui est insoluble.

Mais si les matières insolubles, ne passent pas dans l'organisme, les matières solubles, et surtout celles qui sont en dissolution dans l'eau, le pénètrent avec une facilité remarquable, lorsqu'on se sert à cet effet de la voie respiratoire; il n'y a même pas de voie plus prompte ni plus sûre que celle-là. Tous les physiologistes sont d'accord sur ce point et sur celui-ci, à savoir, que la muqueuse des bronches absorbe les liquides et les solutions avec une aptitude toute particulière.

Donc, l'eau minérale, qui est une dissolution naturelle plus parfaite que toutes les dissolutions faites par pharmacie, doit pénétrer avec sa matière médicale dans toutes les parties de l'organisme et y généraliser ses effets après avoir produit son impression curative sur les parties malades de l'organe respiratoire, qui précisément, parce quelles sont malades, sont plus avides et mieux disposées que les parties saines pour effectuer cette absorption et s'en approprier les bénéfices.

Nous pouvons regarder comme des faits, non-seulement l'absorption des eaux minérales avec leur principe médicamenteux par les organes de la respiration, mais encore estimer que cette absorption s'opère avec plus d'activité sur les points malades de leur surface, comme, par exemple, à travers les altérations qui caractérisent la pharyngite, la bronchite chronique et même la tuberculisation.

OBSERVATIONS PRATIQUES

relatives à la meilleure administration des respirations avec l'eau sulfureuse pulvérisée.

L'administration médicale de la poussière d'eau minérale devant être graduée selon la tolérance et l'époque de la cure, voici ce que l'expérience nous a appris à cet égard.

En général, quelle que soit l'affection de poitrine qu'il présente, pourvu qu'elle soit chronique, tout malade est introduit dans la Salle de Respiration ; mais pour les premières séances, il lui est recommandé de se tenir à la plus grande distance des foyers de la pulvérisation. Il s'assied donc au loin, ou bien il se promène le long des murs de la chambre, tandis que les appareils poudroient au centre.

A cette distance, le malade, ne respirant, pour ainsi dire, que sur les bords du brouillard atmosphérique, les bronches ne reçoivent l'eau sulfureuse qu'en très-petite quantité. Néanmoins les malades ne laissent pas que d'éprouver les douleurs d'une sorte de céphalalgie, caractérisée par la sensation d'un bandeau en demi-cercle qui comprimerait notamment les sinus frontaux jusqu'à la région temporale.

Cette impression, au début du traitement, nous l'attribuons à l'eau sulfureuse, qui, en cet état de division extrême, affecte la muqueuse des cavités olfactives la plus voisine du cerveau : la poussière ainsi dynamisée agit dans ce cas comme les odeurs qui *portent à la tête*, selon l'expression vulgaire.

Du reste, on comprend que les émanations hydro-sulfureuses produisent cet effet sur les sujets qui ne font que de commencer leur traitement respiratoire. Mais, dès la troisième ou quatrième séance, cette susceptibilité est déjà émoussée par l'habitude ; et le malade, qui n'avait par précaution pris que la moitié ou les deux tiers de la séance, supporte les 45 ou 50 minutes que dure une séance ordinaire.

Familiarisé par l'usage avec la poussière d'eau sulfureuse, le malade va, dès la sixième séance au plus tard, s'asseoir autour des tables qui supportent les appareils pulvérisateurs, et il respire naturellement au milieu du brouillard le plus intense, sans éprouver aucun malaise qu'on puisse attribuer aux éléments qu'il absorbe.

Au contraire, les malades sujets à la toux n'en sont que rarement pris durant la séance ; ceux qui sont atteints de dyspnée respirent plus aisément, et ceux qui souffrent de quelque gène ou ardeur à l'arrière gorge, au larynx ou aux bronches, témoignent de l'effet d'une sédation marquée dès que la surface des organes intéressés a reçu le contact de la poussière humide.

Et cependant, n'oublions pas de noter un phénomène qui paraît en contradiction avec les faits : c'est que, bien qu'il respire comme au milieu d'une avalanche de poussière aqueuse qui mouille abondamment, le malade accuse un sentiment d'aridité ou de sécheresse au gosier; et il n'est pas rare même qu'à la fin de la séance il éprouve le besoin de boire.

Est-ce le travail d'absorption locale plus active qui produit cet effet? Est-ce l'impression tonique des minéraux qui excitent thérapeutiquement les surfaces lésées? Le fait est d'observation générale, et ceux qui portent des lésions de la muqueuse pharyngienne nous l'ont fourni aussi bien que ceux qui sont pris des bronches ou des poumons.

Quant aux asthmatiques d'asthme nerveux, mais surtout catarrhal, la Salle de Respiration leur est d'un séjour très-avantageux. Ces malades, en voyant une chambre dont l'atmosphère ressemble à un nuage épais, ne se figurent pas d'abord pouvoir y vivre. A peine introduits, ils avouent qu'ils sont agréablement détrompés : il y respirent en effet plus aisément qu'à l'air libre, et l'amplitude des mouvements thoraciques y gagne sensiblement. L'asthmatique attend avec impatience l'heure des respirations.

Nous croyons qu'il faut attribuer ces bénéfices à l'humidité médicamenteuse qui sature l'air respiré, mais aussi à la température peu élevée à laquelle se trouve le milieu. (En été la température de la salle est maintenue entre 18 et 24 degrés selon la chaleur du jour, la poussière hydro-minérale ne dépasse jamais cette température). D'après ces faits, on se demande comment on pouvait introduire des asthmatiques dans les chambres d'inhalation à vapeur! Mais passons, et ne touchons plus à la critique du passé.

Après la 15e ou 20e séance, et lorsque nous sommes édifiés touchant la tolérance pour la médication ou par le mieux-être du sujet, il est ordonné deux séances par jour. Ces deux séances ont lieu à Pierrefonds, à six heures d'intervalle ; c'est-à-dire, l'une le matin à neuf heures, soit deux heures avant le déjeuner, l'autre le soir à trois heures, soit trois heures après.

Cette ordonnance de biner les respirations à ce terme du traitement est de règle ; mais, hâtons-nous de le dire, souvent nous l'avançons, lorsque le malade n'a plus que quelques jours à rester aux eaux, selon la durée de séjour que son médecin lui a prescrit en l'envoyant.

Nous faisons ce que nous pouvons contre cette fâcheuse institution des *Saisons*, qui nous enlèvent les malades au milieu des améliorations les plus faites pour les engager à rester : nous doublons la dose, dis-je, ne pouvant retenir les malades après l'échéance de ce qu'ils appellent leur saison. C'est là, disons-le en passant, un des contretemps qui attendent le médecin destiné à soigner les affections de poitrine aux eaux minérales. Rien n'est plus préjudiciable que de fixer d'avance à un malade le nombre de jours qu'il doit rester anx eaux. La plupart se retirent lorsque le traitement est en voie d'effectuer le résultat qu'ils sont venus chercher.

OBSERVATIONS GÉNÉRALES

relatives aux malades de la poitrine soumis aux respirations sulfureuses.

Pour donner une idée vraie de l'efficacité d'une médication je ne suis point d'avis qu'il faille, comme on le fait aujourd'hui, commencer ses observations par quelques cas de guérison. Chaque méthode, chaque médication, chaque médicament a ses premiers succès, et il faut s'en défier pour toutes sortes de raisons. C'est pour la médecine que semble avoir été fait le proverbe que deux ou trois hirondelles ne font pas le printemps : c'est-à-dire que deux ou trois cures ne fondent pas une médication nouvelle.

Pour bien asseoir une méthode, il vaut mieux étudier et constater les effets qu'on a vu se produire sur le grand nombre et sur la majorité de ceux qu'on y a soumis. En un mot, les observations générales doivent précéder les observations particulières.

Ce raisonnement tout pratique se fonde sur ce que, pour juger de la valeur thérapeutique d'un traitement nouveau, surtout en l'espèce qui nous occupe, il vaudra toujours mieux une amélioration de la généralité, que quelques-unes de ces guérisons particulières, qui n'ont jamais fait défaut à aucune innovation thérapeutique.

Je commencerai donc aujourd'hui mes observations cliniques par ce coup d'œil sommaire, qui prendra ce que notre médication a produit sur les malades des voies respiratoires en bloc et par groupes; nous verrons plus loin ce qu'elle aura produit sur les malades pris individuellement.

I. Je n'ai point choisi mes sujets; je les ai reçus de toute part, de la ville et de la campagne, de Paris et des départements circonvoisins de Pierrefonds. J'en ai eu de tout âge et de tout sexe, et de plus ou moins grièvement affectés. Tous se sont présentés à moi avec la même ordonnance de leurs médecins : les respirations à l'eau pulverisée. Jamais médication nouvelle n'avait été acceptée des praticiens avec cette faveur.

Dans le nombre des malades qui ont suivi régulièrement cette cure, on pouvait trouver plusieurs cas ou types de chacune des espèces, et même de chacune des variétés de cette classe nosologique que nous appelons lésions chroniques des voies respiratoires. N'ayant rien à revoir sur l'ordonnance de mes confrères, je me suis d'ordinaire contenté de prendre note de l'état actuel et de la nature de la maladie, et j'ai laissé entrer le malade dans la Salle de respiration, le soumettant seulement aux règles d'administration progressive ou graduée, dont nous avons parlé précédemment.

Eh bien, sur le total, il n'y en a eu qu'un très-petit nombre qui n'aient éprouvé aucune amélioration. Le plus grand nombre a manifesté des modifications plus ou moins heureuses. L'amélioration générale a consisté dans la régularisation des fonctions et l'amélioration locale, par un amendement dans les symptômes locaux qui caractérisait la maladie.

Un examen différentiel de cette amélioration, sur l'ensemble des cas, nous montrerait qu'elle a été relative ou en proportion avec la gravité et avec l'état d'avancement de la lésion. Ainsi, pour les plus légères bronchites, elle a dû équivaloir à une guérison ; mais pour les phthisies laryngées et les tuberculisations pulmonaires avancées, trois semaines ou un mois de respiration ne produisaient qu'un commencement de modification, heureuse si le malade fût resté, funeste peut-être s'il revenait chez lui.

II. Mais c'est notamment dans ce groupe fécond des maladies que M. Guéneau de Mussy désigne sous la dénomination commune d'*Angines glanduleuses* que nous avons pu apprécier l'efficacité de nos respirations.

Ici la lésion étant visible, on peut suivre au jour le jour le progrès des changements qui s'opèrent sur les formations morbides de ces affections, si rebelles aux traitements ordinaires, et que la cautérisation qu'on emploie si souvent ne guérit que par des dommages parfois pires que la maladie.

Dans les pharyngites granuleuses ou glanduleuses, on voit, dès les premières respirations, les glandules prendre une teinte rosée au lieu de la pâleur plus ou moins livide qui leur est propre à l'état chronique. Il se produit une certaine excitation locale, indiquant que l'impression de la poussière liquide n'y a pas touché impunément. Dès la dixième séance, les granulations diminuent d'étendue et d'intensité : on voit d'abord les plus petites s'effacer ; dans la suite du traitement, et comme si la lésion tenait l'organisme entier sous sa dépendance, on voit qu'à mesure qu'elle disparaît, les fonctions générales se rétablissent.

III. Quant à l'asthme, je le répète, la salle de respiration est le séjour des asthmatiques.

En résumant ces observations cliniques de la salle de respiration, je dis que l'amélioration est le fait que l'on retire de la nouvelle méthode appliquée aux lésions chroniques des organes respiratoires.

Voilà ce que nous écrivions en 1857, c'est-à-dire dès la deuxième saison thermale de la nouvelle méthode. Aujourd'hui, six années ont fourni à Pierrefonds autant de saisons, durant lesquelles la salle de respiration a vu ses séances de plus en plus suivies par un nombre croissant de malades de poitrine, et nos observations, loin d'être démenties par les faits, en ont reçu la sanction complète.

Ajoutons encore que depuis ces premières expériences tous les établissements thermaux dont les eaux sont recommandées pour ces maladies, se sont fait un devoir d'adopter la pulvérisation et de l'installer sur le modèle même de la salle de Pierrefonds. Or, nous ne sachons pas que dans aucun de ces établissements, la médecine n'ait pas confirmé les observations que nous venons d'émettre dans ce paragraphe.

LES DEUX OBJECTIONS ADRESSÉES A LA MÉTHODE.

1° *La pulvérisation déminéralise-t-elle les eaux sulfureuses?*

2° *La poussière liquide pénètre-t-elle dans les voies respiratoires?*

Lorsque la pulvérisation fut connue des médecins, installée en salles de respiration dans les établissements thermaux et pratiqué à domicile au moyen des instruments pulvérisateurs portatifs; en un mot, lorsque le succès justifiait l'innovation et permettait de voir qu'il en sortirait une méthode de thérapeutique rationnelle en vue des maladies de la poitrine, deux grandes objections furent adressées à son auteur, qui heureusement avait pris la précaution de les résoudre pour son propre compte.

La première de ces objections porta, non pas le soupçon ni le doute, mais la déclaration formelle que la pulvérisation avait pour effet d'altérer les eaux minérales en général et de détruire la sulfuration des eaux sulfureuses en particulier.

C'était frapper la méthode par son côté sensible, car la pulvérisation des eaux n'avait pas eu d'autre but à son origine que de faire mieux que la vaporisation, c'est-à-dire de conserver au liquide naturel les éléments qui en font la base médicale et que la vapeur, qui ne donne que de l'eau distillée, ne pouvait pas fournir.

Si donc la pulvérisation ne rendait pas l'eau sulfureuse avec sa sulfuration ou du moins avec peu de perte, on pouvait la considérer comme une tentative manquée; la méthode échouait au port.

Heureusement que les auteurs de cette objection étaient non-seulement incompétents pour en fournir la preuve de fait, mais leurs expériences dénotaient une inexpérience qui allait jusqu'à la naïveté.

Toutefois, cette critique eut pour bon résultat de susciter à l'œuvre les hommes qui font autorité dans la science analytique des eaux, et M. le docteur Reveil d'une part, et M. Filhol de l'autre, deux chimistes auxquels la médecine thermale doit les meilleures analyses, vinrent témoigner en faveur de la pulvérisation en démontrant que les sulfureuses sodiques, les plus stables, ne perdent rien de leur minéralisation spéciale, et que les sulfureuses calciquées, les moins stables, n'en perdent que 50 pour 100.

Certes, pour ces dernières eaux, la perte d'une moitié de leur sulfuration serait un fait grave dans la méthode. Mais il faut tenir compte de tout : où se perd en effet cette portion notable de la minéralisation? S'évanouit-elle vraiment en pure perte et sans aucune compensation pour le malade qui suit le traitement des salles de respiration?

La réponse négative à ces deux questions connexes rend à la méthode toute sa valeur primive. Non, cette partie de la sulfuration des eaux pulvérisées ne se perd pas; elle reste dans la salle de respiration, où elle sert à la médication du malade en se mêlant avec l'air atmosphérique et en donnant lieu à cette modification importante de l'air qui fait que, lorsqu'on y cherche l'oxygène, on trouve que la normale de 21 pour 100 y est descendue à 20 et même à 19 pour 100.

Or, c'est ce que la méthode aurait cherché à réaliser si le fait même de la pulvérisation ne l'avait pas réalisé dans la salle de respiration.

Il ne faut pas oublier que si le soufre est l'élément utile dans le traitement des lésions de poitrine, l'oxygène de l'air y est l'élément funeste. Qu'une partie du premier serve à absorber une partie du second, il n'y a dans cette circonstance qu'un fait dont on peut féliciter la méthode en ce qu'elle réalise à la fois les deux conditions du traitement.

Cette conclusion de notre part ne paraîtra nullement imaginée pour les besoins ou la défense de notre cause. La théorie d'un traitement complet de la phthisie et des autres lésions de l'organe respiratoire a toujours embrassé ces deux choses bien distinctes : un médicament qui agisse efficacement sur la lésion, et un moyen ou un milieu dans lequel l'oxygène de l'air soit amoindri en quantité ou atténué dans sa qualité phlogistique.

Dans les salles de respiration à l'eau sulfureuse pulvérisée, il reste encore assez de soufre, lorsqu'une partie de ce soufre a servi à produire cette modification de l'oxygène.

Quant à ceux même qui ont fait les analyses les plus favorables à la nouvelle méthode, nous croyons qu'ils n'ont pas tenu compte de ce que la pulvérisation se produit, lorsqu'on le veut, dans la bouche même du malade qui respire la poussière liquide.

Toutes les analyses, même celles de M. Filhol, qui en a imaginé un procédé spécial pour l'eau sulfureuse pulvérisée, ont été faites avec de l'eau de condensation lente de la poussière produite dans l'air. On conçoit ce que cette eau a dû perdre, en comparaison de celle qui se pulvérise dans la bouche du malade et qui est aussitôt aspirée que pulvérisée. Dans cet état, disons-nous, il semble rationnel que la perte de la minéralisation puisse être réduite à rien.

Voilà notre réponse à la première objection, passons à la suivante.

L'EAU MINÉRALE PULVÉRISÉE PÉNÈTRE-T-ELLE DANS LES VOIES RESPIRATOIRES?

La deuxième objection sur la question qui fait l'objet de ce paragraphe, n'était pas moins radicale que la première, en ce sens qu'elle ne tendait pas moins au renversement de la méthode nouvelle. Nos adversaires, en effet, après l'avoir édifiée sur leurs expériences, en tiraient la conclusion que la poussière d'eau sulfureuse ne pénétrait pas dans les organes de la respiration.

Les plus absolus, ceux notamment qui n'avaient point fait d'expériences, se fondaient sur ce que les plus petits corps qui viennent à toucher la muqueuse laryngée provoquent la toux et la suffocation, pour nier que la poussière liquide arrivât jusqu'au larynx.

A ce compte l'eau minérale pulvérisée atteignait seulement jusqu'au voile du palais, mouillait la base de la langue, rinçait la bouche, et la méthode de la pulvérisation qui avait pour intention première d'atteindre jusqu'à la voie bronchique, n'était qu'une illusion.

Ici, comme il arrive dans tous les genres, les adversaires provoquèrent les partisans, et une discussion s'établit dans les journaux scientifiques et les sociétés savantes sur ce point en litige : La poussière liquide pénétre-t-elle dans les organes de la respiration?

L'Académie de médecine voulut bien donner à la question l'importance thérapeutique nécessaire pour intervenir dans le débat et le traiter avec sa compétence. Plusieurs séances du premier semestre de l'année 1862 furent remplies par la discussion sur tous les points qui concernent la méthode et principalement sur celui dont il s'agit ici.

M. le professeur Poggiale fit d'abord un Rapport général sur la pulvérisation, instituée dans les établissements thermaux d'après le modèle qui en avait été donné à Pierrefonds-les-bains, près Compiègne, par M. Sales-Girons. Puis revenant sur les détails, il examina, avec son autorité scientifique, les points accessoires qui avaient donné lieu à la critique des adversaires de la pulvérisation.

Arrivant enfin à celui qui fait ici le sujet du paragraphe, à savoir, la pénétration, M. Poggiale conclut des expériences les mieux faites et les plus probantes, et surtout de celles que M. le Dr Demarquay avait répétées sous ses yeux que « cette pénétration de la poussière d'eaux minérales « dans les voies respiratoires ne pouvait plus désormais « faire l'objet d'un doute » (voir le Bulletin de l'Académie de médecine, séance du 7 janvier 1862.)

Quelques adversaires, loin de se laisser convaincre par cette conclusion, ne firent que redoubler d'efforts et de négations. L'un d'eux tout particulièrement, qui prétendait que les poussières sèches pénètrent et que les poussières liquides ne pénètrent pas, revint souvent à la charge. Aussi M. Poggiale crut-il devoir lui répondre en ces termes dans une séance ultérieure de la même Académie (v. séance du 31 mai 1864):

« La question de la pénétration des poussières d'eaux « minérales dans les bronches nous paraît aujourd'hui réso- « lue dans le sens affirmatif.... Je me suis mis à la dispo- « sition de M. Fournié, et s'il ne m'a pas montré ou dé- « montré la non-pénétration, c'est qu'il ne le pouvait pas; « nous l'engageons donc à renoncer à une opposition qui « serait désormais sans objet. »

Dans la séance qui avait précédé, M. Trousseau, qui employait depuis long-temps déjà les médicaments liquides pulvérisés à l'Hôtel-Dieu et dans sa grande pratique, crut devoir prendre la parole pour la défendre contre la critique de parti-pris qui avait attaqué l'innovation thermale de Pierrefonds.

Le discours de l'éminent professeur devant l'Académie peut se résumer en ces deux points :

D'abord il faut s'étonner que la pénétration des poussières ait pu être un instant contestée lorsqu'elle est démontrée par les maladies pulmonaires qui frappent les ouvriers, dans les ateliers industriels où l'atmosphère est toujours poudreuse. La phthisie des charbonniers, dont on trouve les poumons farcis de particules noires, est un fait reconnu de tous les médecins.

Passant ensuite à une démonstration toute spéciale à la question, M. Trousseau fait mettre sous les yeux de l'Académie cinq poumons de lapins soumis les jours précédents, dans le laboratoire de la Maison municipale de santé, par M. Demarquay, à la respiration d'une solution au centième de perchlorure de fer.

De ces cinq lapins les premiers expérimentés étaient morts de pneumonie, et les autres en étaient déjà malades. Or cette pneunomie était bien l'effet de la poussière liquide, qui avait si bien pénétré jusqu'à l'extrémité des bronches, qu'on y en manifestait encore la présence par les réactifs chimiques.

De ces faits M. Trousseau concluait, que loin de douter de la pénétration des liquides en poussière dans les organes respiratoires, il fallait au contraire prendre des précautions lorsqu'on soumettait un malade de poitrine aux respirations d'un liquide très actif par la méthode de M. Sales-Girons; et il terminait en citant l'exemple d'une dame qui, soumise par lui à ce traitement, avait aggravé son mal, en croyant bien faire de respirer une solution tannique plus souvent et plus longtemps que ne portait son ordonnance médicale.

On pense bien qu'à titre de premier intéressé, nous n'étions pas resté sans fournir notre appoint au débat; nous l'avions même produit avant la discussion académique dans un Mémoire intitulé : *Théorie physiologique de la pénétration des poussières dans les voies de la respiration.*

Dans ce Mémoire, adressé à l'Académie de médecine (séance du 10 décembre 1861), nous avons cru devoir faire remarquer que tant que l'introduction des poussières n'a été qu'une cause de maladies, nul n'a élevé le moindre doute sur sa réalité, et qu'il semble qu'on ait attendu qu'elle fût devenue un moyen de guérison pour la nier.

Après cette remarque, considérant la conformation anatomique des premières voies de la respiration : la bouche, les narines, le voile du palais, le pharynx et le larynx; considérant l'acte physiologique de la respiration elle-même, nous concluons que, dans l'état ordinaire de la vie, la disposition normale des organes est faite pour empêcher généralement l'introduction dans les bronches des corps pulvérulents qui flottent dans l'atmosphère.

Ainsi dans l'acte naturel de l'inspiration, toutes les particules étrangères mêlées à l'air sont arrêtées sur les muqueuses humides qu'elles rencontrent à l'entrée, et elles doivent les rencontrer à raison de l'angle droit que forme la voie respiratoire à la région du pharynx.

La démonstration physique en est donnée par un tube de verre, qui, s'il est droit, laisse passer l'air et les poussières liquides, et, s'il est recourbé ou anguleux, retient les poussières sur les angles et laisse passer l'air (1).

Les premiers organes de la respiration réalisent donc, à l'égard des pousssières, un filtre admirable au moyen d'un tube organique toujours ouvert, mais courbé à l'entrée et à parois toujours humides.

Et cela devait être quand on songe que l'atmosphère étant toujours chargée de poussières, comme on le voit à travers un rayon de soleil, l'homme aurait eu en peu d'années

(1) Il est à regretter que les physiciens ne se soient jamais demandé pourquoi les particules d'air qui passent par un tube à parois humides ou mouillées ne s'y arrêtent pas par adhésion comme font les poussières sèches, ou comme font les poussières liquides sur les parois sèches poreuses et même mouillées. A quoi tient, dis-je, que l'air rebondisse sur toute espèce de surfaces, au lieu d'adhérer sur elles? Il est probable que cela vient de la ténuité extrême des molécules qui le composent, ainsi que le donnerait à penser la poussière liquide qui, lorsqu'elle est très-ténue, frappe les surfaces et rebondit en grande partie comme feraient la vapeur et la fumée. La fumée n'est peut-être qu'une poussière ainsi que la vapeur; c'est là un problème nouveau.

On pourrait présumer que si on parvenait à pulvériser assez finement l'eau et les liquides, leurs poussières, mêlées à l'air, se comporteraient comme l'air lui-même et parcourraient les canaux bronchiques sans s'arrêter à leur surface.

La pulvérisation des liquides portée jusqu'à ce degré serait un perfectionnement notable de la méthode respiratoire; alors on serait presqu'aussi sûr de la pénétration de l'eau que de celle de l'air et de la fumée dans les bronches les plus éloignées.

Il s'agirait donc de perfectionner les appareils pulvérisateurs.

les voies bronchiques obstruées par leur dépôt. On n'y avait point songé.

Pour les animaux, qui sont faits pour vivre encore plus que l'homme dans les régions poudreuses, la nature a voulu qu'ils ne respirassent que par les narines, dont les canaux toujours humectés et tortueux doivent empêcher l'introduction de la poussière dans les poumons.

Mais, si à l'état de respiration normale et tranquille, les poussières ne pénètrent pas jusqu'aux bronches, l'homme peut volontairement modifier cet état et faire qu'elles y pénètrent aisément en assez grande abondance. Ainsi, au lieu de respirer par le nez, il a le privilége unique de respirer par la bouche et la bouche toute grande ouverte; il peut tendre le col et redresser l'angle pharyngien; il peut ensuite abaisser la base de la langue et relever le voile du palais; il peut enfin exécuter des inspirations plus profondes qu'à l'ordinaire et faire ainsi que la poussière liquide, projetée par les appareils pulvérisateurs dans le fond de la bouche, soit attirée en ligne droite à travers la glotte dans la trachée et la bifurcation des bronches.

Tous les mouvements requis pour donner lieu à cett introduction sont volontaires, et l'homme peut les produire aussi longtemps et aussi fréquemment qu'il veut.

D'où il résulte, pour la question qui nous occupe ici, que si la pénétration des poussières ne s'effectue pas dans la disposition naturelle des organes, elle peut s'effectuer par une disposition accidentelle et volontaire de ces mêmes organes.

C'est de l'exposition de cette théorie que furent déduits, dès le principe des salles de respiration et pour les malades qui devaient en suivre la médication, les conseils qui suivent :

1° Respirer par la bouche et non pas seulement par les narines ;

2° Respirer la bouche grande ouverte ;

3° Faire de temps en temps de profondes inspirations.

Les améliorations et les cures que la méthode de la pulvérisation a produites dans les salles de respiration de Pierrefonds et d'ailleurs, prouvent encore mieux que la pénétration est réelle et que notre théorie est vraie.

DE LA DIÈTE RESPIRATOIRE

dans le traitement des maladies de poitrine.

L'expression de *Diète respiratoire*, qui nous appartient et qui est intervenue souvent dans ce livre, nous paraît nécessiter ici une courte exposition.

Elle joue d'ailleurs un rôle assez notable dans le traitement des affections de poitrine pour mériter qu'on la fasse connaître aux malades dans ce qu'elle a de plus important.

Jusqu'à nous, le mot *diète*, en médecine, n'avait servi que pour l'alimentation gastrique. Mais l'homme ne s'alimente pas seulement par l'estomac; il vit aussi par la respiration. L'air est au-moins aussi nécessaire à son existence que le pain.

Les modifications qu'on peut faire subir à l'air respiré constituent donc une diète aussi vraie dans son genre que les modifications qu'on fait subir à la nourriture proprement dite.

Or, dans l'air il y a deux éléments : l'un presque inerte, l'*azote*, et l'autre très-actif, l'*oxygène*. Mêlés selon les proportions qu'ils ont dans l'atmosphère, qui en est composé, ils constituent pour la respiration une sorte d'*abondance*, dont on pourrait donner une idée analogue en citant l'*abondance* liquide que l'on ferait en mêlant un cinquième de vin généreux avec quatre cinquièmes d'eau ordinaire. L'air est composé en effet de 21 d'oxygène et de 79 p. 0/0 d'azote.

De sorte que, pour instituer une diète respiratoire, il suffirait de diminuer sur les 21 d'oxygène en conservant les 79 d'azote. Alors, en effet, l'air serait plus doux ou moins vif. En augmentant le chiffre de l'oxygène, on rendrait au contraire l'air plus actif.

Il y aurait plusieurs autres manières de faire cette diète, on le comprend : soit celle d'adoucir les propriétés actives de l'oxygène sans en diminuer la quantité, soit celle de diminuer la quantité totale de l'air lui-même, etc.; mais ce ne sont là que des accessoires. L'essentiel est que l'on conçoive pour la respiration une diète possible, et qu'ensuite il soit aisé de la mettre en pratique en modifiant l'air.

Ces deux choses étant aujourd'hui des faits accomplis en médecine, disons à quoi serait bonne et applicable cette Diète respiratoire dans le traitement des maladies de poitrine.

L'observation avait déjà constaté que les conditions dans lesquelles les maladies de cette espèce se trouvent le mieux et s'aggravent le moins, sont celles qui présentent un amoindrissement dans la quantité et dans les qualités actives de l'oxygène de l'air respiré.

Ainsi, les régions tièdes à l'atmosphère moite et tranquille; les habitations à l'abri des vents froids et incisifs; le séjour dans les locaux où l'air se renouvelle très-lentement, tels que les chambres calfeutrées, les mines de charbon, et notamment les étables à vaches, réalisent les meilleures conditions pour les malades; et l'on voit qu'elles doivent toutes présenter un milieu où l'air est plus doux sous le rapport de l'oxygène.

L'étable à vaches, qui réalise le séjour par excellence des malades de poitrine, le doit sans doute, entre autres conditions, à celle de fournir à la respiration un air qui, au lieu de contenir 21 p. 0/0 d'oxygène, n'en contient plus que 19 et même 18, d'après les analyses exécutées dans les fermes de l'Isère, par M. le docteur Niepce.

C'est que l'oxygène est la partie vive de l'atmosphère; c'est, selon les médecins, qui ont le mieux observé, l'élément de la vie, mais aussi c'est celui qui produit l'excitation et l'irritation sur les plaies et les lésions de surface. C'est l'oxygène enfin qu'on reconnaît généralement aujourd'hui comme l'agent de l'inflammation organique et de la fermentation putride. Il ne faut pas le supprimer, puisque c'est lui qui perfectionne le sang et soutient la respiration qui nous fait vivre; mais il faut, dans les cas de lésions de la muqueuse respiratoire, en diminuer un peu la quantité ou en atténuer sensiblement les propriétés excitantes. Or l'étable à vaches fournit le séjour où ces conditions s'effectuent naturellement avec toutes les autres.

A côté de l'étable à vaches, qui nous fournit le type, il nous est permis de mettre la Salle de respiration à l'eau sulfureuse pulvérisée. Ici, en effet, nous retrouvons les conditions requises plus haut : la température douce et constante, la moiteur de l'atmosphère, le calfeutré du milieu, et enfin la diminution dans la quantité de l'oxygène qui y descend à 19 et demi pour cent. De là très-probablement l'atténuation de ses qualités actives sur les muqueuses.

De sorte que les salles de respiration, quand on les fait avec des eaux sulfureuses, sont vraiment des locaux où les malades de poitrine trouvent tout ce que comporte la *Diète respiratoire* que nous étudions ici.

Mais les salles de respiration sont plus que cela : elles fournissent encore la *thérapeutique respiratoire*, en ce qu'elles donnent à respirer l'eau sulfureuse elle-même, qui est le médicament spécial des lésions de poitrine.

C'est donc à raison de ce double avantage que l'on doit estimer les salles de respiration à l'eau poudroyée. Elles offrent un milieu, un local, une atmosphère où tout est rationnellement approprié pour que le médicament que vient y chercher le malade produise sans obstacle, mais plutôt avec concours, toute son efficacité.

La salle de respiration, où l'on procède par séances d'une heure, doit être complétée d'un salon, où les malades puissent séjourner plus longtemps. Nous espérons que sous le nouveau propriétaire, l'établissement de Pierrefonds, qui a servi de modèle aux autres établissements thermaux, prendra encore l'initiative de cet heureux complément.

M. Filhol, professeur de chimie et directeur de l'École de médecine de Toulouse, le savant dont les travaux honorent le plus sans contredit les eaux minérales de France, nous écrivait en 1861, sur la question qui nous occupe, une lettre dont nous détachons ce qui a rapport aux deux points traités dans les chapitres précédents.

« L'eau sulfureuse pulvérisée, après sa condensation (1), « contient encore la moitié de son principe sulfureux; l'autre « moitié s'est transformée pour la plus grande partie en « hyposulfite de soude; mais l'air de la salle de respiration, « chargé d'eau pulvérisée, ne contient plus que 18,4 pour « cent d'oxygène, au lieu de 21.

« Vous êtes entré, monsieur, dans une belle voie : vous « aurez créé une nouvelle branche de la thérapeutique ther- « male, et si j'en juge par l'affluence des malades dans les « salles de respiration des Pyrénées, les médecins qui les « envoient partagent ma manière de voir.

« J'approuve aussi votre théorie (de la Diète respiratoire) « et quand je vous dirai que j'étais arrivé à m'en faire « une toute pareille, il y a quelques années, à propos des « salles d'inhalation où je pensais que la désoxygénation de « l'air jouait un rôle important, je ne prétends nullement « avoir une part dans votre découverte; je veux seulement « vous dire que je l'approuve et que je suis charmé d'être « d'accord avec vous sur tous les points. »

Signé Filhol.

(1) C'est ici le lieu de faire observer à M. Filhol que si l'eau recueillie après une si lente condensation n'a perdu que la moitié de sa sulfuration, celle qui est respirée aussitôt que pulvérisée doit n'en avoir presque rien perdu. Il aurait donc fallu que l'analyse tînt compte de cette grande différence.

DE LA TOUX EN GÉNÉRAL

et de celle des malades de poitrine en particulier.

La toux est un acte de l'organisme ayant pour fin de dégager les voies respiratoires des matières qui y produisent gêne ou obstacle; mais ce n'est pas sous ce point de vue que la toux doit nous occuper dans ce paragraphe. Nous voulons la considérer comme l'un des symptômes les plus fatigants et les plus nuisibles des maladies de poitrine, pour en chercher une des causes ordinaires, afin d'y subvenir et de l'amoindrir dans les limites possibles.

La toux qui a pour cause finale l'expectoration des matières produites par les lésions de la muqueuse respiratoire est certainement la plus ordinaire; la toux, disons-nous, est le plus souvent suivie de crachats. Mais que de fois il y a beaucoup de toux pour très-peu de crachats, et que de fois même pour n'en produire point! Il ne faut pas avoir soigné beaucoup de malades de poitrine pour avoir observé, notamment dans les premières périodes de la maladie, que la toux a été seul symptôme, et qu'à lui seul ce symptôme est une véritable maladie pour les fatigues et la souffrance qui l'accompagnent.

En outre de ces fatigues douloureuses, la toux par ses secousses réitérées et violentes produit dans les organes pulmonaires des ébranlements profonds, qui ne doivent pas pour peu contribuer aux progrès de la tuberculisation à toutes les périodes, mais particulièrement à la première où l'inflammation préside au développement de la maladie.

Bref, pour le médecin adonné à la thérapeutique de cette affection pulmonaire, le grand obstacle au succès du traitement, et le plus grand ennemi du malade, on peut le dire, c'est la toux.

La toux n'en est qu'un symptôme, cela est vrai, mais on s'est trop habitué en médecine à le considérer comme tel, et on en a pris trop facilement son parti.

Il valait mieux considérer la toux comme ayant un but utile au fond lorsqu'elle provoque l'expectoration; mais lorsqu'elle ne l'amène pas, et en somme, dans tous les cas, l'attaquer pour elle-même et chercher à en délivrer le malade d'abord, afin de ne l'avoir pas pour adversaire dans la pratique du traitement curatif.

Il y a eu dans le laisser-faire du médecin à l'égard de la toux, pour les maladies de poitrine, une exception, je dis plus, une contradiction flagrante à la conduite qu'il tient à l'égard des autres maladies. Est-ce que pour une inflammation, un abcès, une plaie, il n'ordonne pas d'abord le repos complet du membre ou de l'organe qui en est le siége, comme base de sa cure concomitante? Est-ce, par exemple, que pour une ophthalmie granuleuse ou purulente il laisse à son malade la liberté de satisfaire au prurit et aux démangeaisons qu'il éprouve dans l'œil ?

Et j'ose dire que ces analogies sont très-imparfaites. La toux, par ses secousses sur l'appareil respiratoire, doit avoir et a certainement des effets plus fâcheux que ceux que nous venons de mettre en comparaison. La toux, je le répète, est le plus grand ennemi des malades de poitrine, et l'un des premiers soins du médecin devrait être d'en soulager le patient.

En disant que la médecine a eu tort d'en prendre son parti, nous entendons sans doute qu'on pouvait ne pas le prendre, et qu'il est possible de diminuer la quantité sinon la qualité de la toux. Pour cela, il n'aurait fallu que se demander quelle est sa cause prochaine dans la majorité des cas; et l'on aurait trouvé que cette cause prochaine est une titillation spéciale, une sorte de prurit dans la portion la plus sensible du larynx. La cause finale, (les sécrétions morbides) est dans la profondeur des bronches; la cause immédiatement provocatrice de la toux est dans un chatouillement du larynx. La toux, qui y produit un frémissement ou plutôt un frottement qui a le même effet que le gratter, en est la satisfaction.

Ce fait entrevu indique le moyen vulgaire d'y obvier. Le proverbe : qui se gratte se grattera, venant en aide, on aurait au malade qui tousse donné le même conseil qu'à celui qui se gratte, et l'on se serait convaincu qu'il réussit aussi bien. Qui tousse toussera; la toux appelle la toux. Rangeons-la donc en règle générale parmi les affections à démangeaison en ordonnant au sujet de n'y pas céder, et même d'y résister avec effort au besoin. Les exceptions se seraient faites elles-mêmes dans le cas où le symptôme est utile.

Quiconque y regardera de ce point de vue ne doutera pas plus que nous que dans les maladies respiratoires qui nous occupent, l'homme ne tousse le double de ce qu'il pourrait. C'est-à-dire que les malades de poitrine pourraient au moins ne tousser que la moitié de ce qu'ils font; et qui sait ce que vaudrait pour la thérapeutique cette moitié de gagnée sur un pareil ennemi.

N'ayant jamais entendu de son médecin qu'il fallait résister à la toux comme à une démangeaison, le malade n'a jamais eu l'idée d'y résister. Aussi la plus légère sollicitation analogue au gosier, le plus petit chatouillement à la gorge sont-ils obéis sans délai. La toux qui commence se continue en redoublant et finit par une quinte qui laisse le patient exténué de fatigue; et qui peut dire le délabrement qui s'en suit dans le poumon, que ces efforts laissent congestionnés jusqu'à la turgescence après chaque accès. La tuberculisation qui vit d'inflammation doit avoir beau jeu dans un organe si bien disposé pour son développement.

La toux n'est qu'un symptôme; mais ce symptôme a cela de particulier qu'il aggrave la maladie qui le produit. Il est en effet des malades de poitrine qui ne se croiraient pas malades s'ils ne toussaient pas; et la maladie de poitrine que nous venons de nommer, si on l'affranchissait de la toux, serait d'une évolution morbide infiniment plus lente. La toux est le plus grand ennemi des malades de poitrine, je ne saurais trop le répéter.

Il importe donc d'agir contre la toux et, s'il est impossible, de la vaincre tout à fait, de la réduire de tout ce qui n'est pas invincible. Pour cela cherchons la cause par où nous pourrons au moins influencer l'effet.

La toux a deux causes : une profonde, sur laquelle notre volonté n'a point de prise, l'autre superficielle, sur laquelle l'empire du vouloir peut exercer sa résistance.

La cause profonde est d'ordinaire la lésion ou l'embarras des voies respiratoires. La toux d'expectoration, qui en est l'effet, doit avoir son cours; elle est utile.

La cause superficielle et prochaine est un prurit du gosier, auquel nous pouvons refuser sa satisfaction, en ne toussant pas toutes les fois qu'il nous y sollicite.

Est-ce à dire qu'en résistant toujours à ce prurit, nous ne tousserions jamais, et que la toux disparaîtrait du domaine de la pathologie? Notre prétention n'est pas absurde; elle ne vise pas à la perfection, mais à amoindrir le mal. Le fait est que si la toux est une conséquence immédiate d'une démangeaison du larynx, comme nous pouvons parfois ne pas céder à la démangeaison, nous pouvons ajourner d'un moment l'explosion de la toux, et cet ajournement momentané peut avoir pour effet d'en ajourner une quinte.

Notre spéculation est fort modérée, puisqu'elle se contente de gagner sur l'ennemi un accès sur deux. Mais cette spéculation de la moitié, nous la croyons possible et légitime. Le temps dira si nous nous serons trompé dans ce calcul.

Il y a enfin une quantité de toux qui peuvent être considérées comme inutiles. Le malade de poitrine pourrait tousser moins qu'il ne fait; il tousse plus que sa maladie ne le comporte; il cède au moindre prurit du gosier; il n'a pas même songé à y mettre obstacle, ni à y résister. Le médecin lui-même n'a pas pensé qu'il fût possible de dire à un client qui tousse : Ne toussez pas.

Et cependant, le médecin n'hésite pas de dire à un autre malade : Ne vous grattez pas; parce qu'il sait que de se gratter il advient deux choses : 1° une sur-irritation du mal, 2° une exaltation du prurit. Tout juste ce qui advient du tousser; l'accès de toux, en effet, n'est qu'une exaltation du prurit au gosier.

Il y a plus qu'analogie et similitude, il y a identité : le tousser n'est autre chose que le gratter du larynx, et pour prévenir un accès de toux, il ne faudrait souvent que résister aux premières titillations, ce qui est facile et ce qui devient impossible quand on y a cédé.

Un accès ajourné, c'est souvent autant de gagné.

La résistance volontaire au prurit du gosier sera une chose malaisée pour le malade qui commence cette école avec l'habitude prise de n'y jamais résister; mais qu'il s'exerce comme pour tout ce qu'il veut apprendre, et le succès répondra à son effort.

A la bonne volonté du malade le médecin pourra joindre l'enseignement d'une pratique qui y concourra efficacement.

Cette pratique toute rationnelle, issue de la Diète respiratoire, consiste à retenir d'abord sa respiration, et, en cédant ensuite au besoin de respirer, à faire que l'air qu'on inspire tout doucement soit moins froid, moins vif et moins incisif que l'air extérieur. J'entendrai par là que l'air fût tiède, moite et sensiblement moins oxygéné.

Car voici l'autre ennemi des malades de poitrine : l'oxygène de l'air. Or, cet oxygène sera d'autant plus incisif sur les lésions bronchiques que l'air qui l'y apporte sera plus froid et plus rapide, c'est-à-dire sous forme de vent. Le vent est le moyen d'oxygéner les choses ici-bas, témoin le feu qu'on souffle pour l'animer et le multiplier; témoin aussi les inflammations et surtout celles des bronches.

Il serait trop long d'expliquer comment la toux fait entrer l'air inspiré sous la forme du vent dans la poitrine; comment elle en frotte les muqueuses lésées; comment elle y rend par le fait l'oxygène incisif et nuisible; comment le prurit est augmenté au larynx; comment enfin la toux appelle la toux. Qu'il nous suffise de dire qu'il en est ainsi, et passons au remède :

1° Résister au premier besoin de tousser.

2° Retenir sa respiration autant qu'on le pourra.

3° Lorsqu'on ne le pourra plus, respirer l'air au travers d'une étoffe qu'on applique sur la bouche et les narines.

L'air ainsi respiré sera tamisé, échauffé, humecté, adouci en un mot. De plus, l'air ainsi respiré ne viendra pas tout du dehors, ne sera pas tout neuf; il y en aura beaucoup de celui que l'expiration a rendu et qui aura servi, c'est-à-dire qui sera désoxygéné. Que le malade, sollicité à la toux par le prurit du gosier qui la provoque, reste une demi-minute, une minute au plus dans cette position, et il montrera à son médecin, s'il n'est pas convaincu, ce que vaut la pratique sus-indiquée, non pas pour l'extinction totale de la toux, mais pour la suppression de tout ce qui n'est pas nécessaire à l'expectoration, la moitié de la toux, nous ne craignons pas de trop dire.

Eh bien, dans la Salle de respiration à l'eau sulfureuse pulvérisée se trouvent réalisées les conditions que nous venons de citer; aussi est-ce pour cela que les malades les mieux disposés à la toux n'y toussent que peu et rarement.

Dans la salle de respiration, l'air est en effet tiède, moite et dilaté; la poussière liquide qui l'accompagne dans les voies respiratoires lui sert de véhicule en humectant les surfaces sur lesquelles il frotterait s'il était sec. Ajoutez enfin que dans les salles de respiration à l'eau sulfureuse, comme celle de Pierrefonds, l'air est désoxygéné de un et deux pour cent, ainsi que nous l'avons vu au paragraphe précédent, et l'explication des bienfaits de la pulvérisation est donnée, tant pour ce qui regarde la diète, que pour ce qui regarde la thérapeutique des maladies de poitrine.

Que le médecin y réfléchisse pour lui, et qu'il y pense pour les malades : la toux est un symptôme qu'on doit et qu'on peut réduire de moitié.

DE LA CURABILITÉ DE LA PHTHISIE.

Toutes les fois qu'en médecine il s'agit de savoir si une maladie de poitrine est curable ou si on en peut guérir, il est sous-entendu que c'est de la phthisie qu'on veut parler. Car, pour ce qui est des autres maladies chroniques dont le siége principal est dans les voies respiratoires, aucun doute ne s'élève sur leur curabilité.

Ainsi la bronchite proprement dite ou la simple inflammation de la muqueuse des bronches est curable. L'état catarrhal de cette même muqueuse peut aussi être modifié graduellement jusqu'à la guérison.

L'asthme, qui n'est qu'une névrose des organes respiratoire, et sa complication la plus fréquente, l'emphysème, cèdent aussi à des médications appropriées.

En remontant vers l'ouverture jusqu'au larynx, il faut reconnaître pareillement que les diverses laryngites et pharyngites, granuleuses, glanduleuses, etc., qui sont la cause de tant d'accidents simplement douloureux ou aphoniques et spasmodiques, se réveillant avec recrudescence pour le plus petit écart de l'hygiène normale, si long et difficile qu'en soit le traitement, se laissent modifier et guérir par nos moyens topiques et généraux.

La méthode de la pulvérisation, qui remplit ces deux intentions, est destinée à démontrer tous les jours davantage que ces diverses lésions chroniques du tube respiratoire sont susceptibles de guérison, qu'elles sont curables enfin et qu'elles guérissent assez fréquemment.

C'est donc de la phthisie, que l'on confond d'ordinaire avec la tuberculisation des poumons, que la curabilité est mise et demeure en question.

Il y a trente ans, l'incurabilité de la phthisie était une opinion magistrale. Les plus éminents médecins se faisaient honneur de la professer, et la foule des autres, un devoir de répéter.

Cette négation désespérante suscita des recherches, et bientôt l'observation démontra par des preuves évidentes que des tubercules de phthisie véritable s'étaient oblitérés et cicatrisés dans le parenchyme du poumon. Alors commença une certaine réaction contre l'opinion de l'incurabilité, et aujourd'hui tout médecin qui se respecte est obligé d'admettre que la tuberculisation peut être réparée, et que le tuberculeux peut être guéri.

Il y a aussi comme des modes en médecice.

Ce qu'il y a de trop malheureusement certain, c'est que les cures de cet ordre sont très-rares dans la pratique médicale, et que nous prenons souvent des termes d'arrêt, des améliorations passagères, la disparition de tels ou tels symptômes graves pour des guérisons; mais l'erreur vient à jour, et heureux sommes-nous de pouvoir recommencer un traitement qui a déjà fait les preuves des modifications que nous venons d'énoncer.

La question de curabilité en général n'est pas une question de fait. En bonne et vraie médecine nous devrions penser que toutes les maladies sont guérissables, et, pour celles que nous n'aurions pas guéries, que c'est la faute ou le défaut des moyens qui nous rend impuissants à leur égard. Que de maladies qui ne cèdent à l'art que depuis la découverte de telle substance, ou l'application de telle méthode ignorée jusque-là.

Bref, il est avéré aujourd'hui, pour la phthisie, que l'adoption des eaux minérales, des sulfureuses particulièrement, a donné des résultats curatifs qui permettent au médecin d'affirmer que cette cruelle maladie est presque toujours modifiée en bien et quelquefois guérie par l'emploi de ces eaux.

Notre objet ici ne comporte pas que nous entrions dans l'exposé des divers modes d'action par les quels les sulfureuses éprouvent l'organisme du malade et notamment l'organe lésé. Il nous suffit de dire qu'elles agissent sur le tout et sur la partie d'une manière favorable : les améliorations et les cures qui s'effectuent tous les ans dans les stations thermales où l'on dirige les poitrinaires en témoignent suffisamment.

Le médicament étant trouvé dans les eaux sulfureuses, il restait à trouver le moyen de les administrer d'une manière spéciale à la lésion qu'on voulait atteindre. Les gaz de ces eaux, leurs vapeurs naturelles ou artificielles à respirer entraient dans la recherche de ce moyen ; mais le but n'était pas obtenu tant que l'eau minérale elle-même avec tous ses éléments ne serait point introduite dans les organes lésés.

Ce fut là l'idée de la Pulvérisation et des Salles de respiration instituées près des sources sulfureuses.

C'est donc aujourd'hui que nous avons le médicament et le meilleur mode d'administration, qu'il importe de remettre à l'étude la grande question de la curabilité de la phthisie. La réponse est au bout.

Cette réponse, faisant la juste part au passé et au présent, dira probablement pourquoi les médications pharmaceutiques de nos prédécesseurs étant insuffisantes, ils opinaient pour l'incurabilité, et pourquoi notre médication hydrominérale nous permet aujourd'hui de professer l'opinion de la curabilité.

C'était une question de médicament et de mode d'emploi.

Or, les eaux sulfureuses comme celles des Pyrénées et de Pierrefonds ne font pas défaut en France : voilà le médicament. D'autre part, la pulvérisation se trouve plus ou moins bien installée dans chacune des stations thermales de ces eaux : voilà le moyen.

Les preuves d'efficacité qu'on y a constatées déjà, ne dussent-elles servir qu'à rendre nos confrères plus attentifs à celles qui vont être constatées par la suite, suffiraient à notre amour-propre de fondateur de cette méthode.

Nous avons exposé ailleurs les deux sortes d'action curative qui doivent être attribuées à la pulvérisation des sulfureuses dans nos salles de respiration; nous y renvoyons la lecteur pour ne pas faire double emploi.

Qu'il nous soit permis cependant de répéter qu'en ne parlant ici que de la pulvérisation, nous ne pensons nullement déprécier les autres modes d'emploi que la tradition médicale a consacrés. La Buvette et la Balnéation se trouvent à Pierrefonds sur le même pied que la Salle de respiration, et nous n'avons jamais prétendu faire de celle-ci autre chose qu'un moyen de plus au service de la thérapeutique des maladies de poitrine. L'avenir dira si le moyen nouveau n'est que l'égal des moyens anciens.

Mais, selon nous, la pulvérisation manquait à la solution du problème de la curabilité de la phthisie. La clinique thermale de Pierrefonds serait déjà en mesure de fournir plusieurs preuves à l'appui de la solution affirmative.

DE L'ABSORPTION CUTANÉE PAR LA PULVÉRISATION BALNÉAIRE.

La question physiologique de l'absorption cutanée des liquides médicamenteux par la balnéation, est un sujet qui occupe en ce moment la médecine thermale et qui l'intéresse au plus haut degré.

Jusqu'à l'époque actuelle, les médecins avaient admis de confiance, qu'après un certain temps d'immersion dans un bain, l'eau ordinaire ou minérale devait pénétrer, en petite quantité bien entendu, dans le corps d'un malade, en passant à travers les pores de la peau. C'est même ainsi qu'on donnait la meilleure explication des effets curatifs que produisaient les eaux de Vichy et autres en conséquence de leur emploi.

Cette croyance que les médicaments liquides pouvaient traverser l'enveloppe de notre corps a été remise en question il y a à peu près dix ans, par un savant médecin de Paris, M. le Dr Homolle; et aujourd'hui, les expériences de ce médecin ayant été souvent reproduites en France et à l'étranger, si nous comptions les voix des expérimentateurs les plus compétents, il faudrait penser que les eaux minérales restent intégralement dans la baignoire et qu'aucune de leurs parties médicamenteuses ne passe au travers de la peau pour pénétrer dans l'organisme malade.

En disant que c'est l'opinion de la majorité, nous voulons faire comprendre qu'il y a une honorable minorité qui s'inscrit contre et professe plus ou moins franchement la pénétration ou l'absorption cutanée des liquides.

Dans cet état de choses, la croyance des anciens se changeant au moins en doute, notre devoir serait d'attendre une solution plus complète de la question et, en attendant, de continuer à ordonner les bains, puisqu'il en résulte un bien inconstestable pour les malades qui les prennent.

Nous n'aurions même pas touché ce sujet, si nous n'avions une raison d'y intervenir avec quelque profit, quoique d'une manière indirecte. Expliquons-nous.

Il y a deux ans, lorsqu'au plus fort de la discussion, M. le Dr Hébert déduisait d'une série d'expériences très-bien faites que les eaux minérales ne devaient point pénétrer dans l'organisme des malades qui ne les prennent qu'en bains, M. le Dr Reveil, professeur agrégé de la Faculté de médecine de Paris, présentait à l'Académie un mémoire dont nous allons extraire la substance.

M. Réveil venait de faire, lui aussi, une série d'expériences ayant le même objet; seulement, le mode de balnéation qu'il expérimentait n'était pas le bain ordinaire ou par immersion; il opérait, lui, par l'Hydrofère; c'est-à-dire qu'il enfermait un homme nu dans une grande boîte qui le contenait aisément assis et il le soumettait ainsi à un tourbillon de poussière liquide, qui l'enveloppait durant une demi-heure ou plus. C'était enfin la pulvérisation des eaux minérales, adaptée à la balnéation.

La tête de l'individu était au dehors de la boîte, de manière que la respiration ne pût entraîner dans les poumons aucune partie du liquide pulvérisé.

L'eau qu'employait M. Reveil contenait en dissolution diverses substances faciles à déceler dans les produits naturels du corps, ou ayant une action physiologique évidente sur les organes et les fonctions. Il en avait choisi notamment de celles que les autres expérimentateurs avaient employées et qu'ils niaient avoir pénétré dans l'organisme par la balnéation ordinaire.

Notons bien la différence des deux sortes de bains adoptés pour les expériences dont il s'agit. Dans celles de M. Reveil, le sujet est incessamment enveloppé d'eau de toute part ; mais cette eau est en poussière. Dans celles des autres, le sujet est plongé dans l'eau et le liquide s'applique en nappe sur tous les points du corps : c'est le bain traditionnel enfin.

Il semble *à priori* que dans ce second état, le liquide devrait pénétrer plus facilement à travers les pores et s'introduire dans l'organisme en raison même d'une certaine pression que l'eau en nappe exerce à la surface de la peau. Mais il est inutile de faire des suppositions que les épreuves doivent contredire.

Le fait est que, par la balnéation pulvérisée dans l'hydrofère, M. Reveil retrouva, dans les produits du corps des individus expérimentés, les traces positives de toutes les substances qu'il avait fait dissoudre dans les liquides de ses bains.

Ainsi le chlorure de sodium employé fut retrouvé dans les sécrétions, et un individu entre autres, auquel il avait fait administrer un bain d'une heure avec la poussière liquide d'une décoction d'asperges, produisit durant l'intervalle d'une demi-journée, des urines qui exhalaient l'odeur caractéristique que chacun connaît.

Ces premiers essais, qui eussent dû encourager l'expérience ultérieure, n'ont pas été répétés, à notre grand regret; mais la question est pendante, et il faudra bien qu'on prenne en haute considération cette première donnée fournie par un homme aussi autorisé que M. Reveil.

Nous n'en tirerons aucune conséquence positive en faveur de la pulvérisation des liquides appliqués à la balnéation. Néanmoins, il est bien difficile de n'en pas prendre la présomption que l'hydrofère aurait, par le fait, une place marquée dans tout établissement thermal, à côté des baignoires ordinaires, qu'il n'a pas la prétention de remplacer, mais de compléter.

Selon nous donc, outre l'avantage qu'il a sur le bain ordinaire, qui laisse dans le doute si le liquide pénètre dans l'organisme, le bain d'eau minérale pulvérisée est le seul qu'on puisse convenablement employer dans le traitement thermal des maladies de la poitrine parvenues à un certain degré d'évolution morbide.

Le bain ordinaire n'est généralement possible, ni pour l'asthmatique, ni pour le catarrheux des bronches, ni pour le phthisique avancé. Dira-t-on que la balnéation hydrominérale leur serait inutile ? On ne l'oserait pas. Donc le bain d'eau pulvérisée vient combler cette lacune; et si dans ce bain, le médicament de l'eau sulfureuse pénètre, nul, je pense, n'aura à s'en plaindre. La médecine, au contraire, aura à s'en féliciter.

ÉTABLISSEMENT THERMAL

de Pierrefonds-les-Bains.

La station thermale de Pierrefonds a été surprise, on peut le dire, par le succès qui l'a accueillie dès le début.

En 1846, M. de Flubé, le propriétaire d'alors, découvrait les sources sulfureuses. A la demande qu'il fait d'une analyse officielle de leurs eaux, l'Académie de médecine, sur un Rapport en tous points favorable de M. Ossian Henry, répond qu'il y a lieu et utilité de les exploiter. Bientôt après le Ministre de l'agriculture en autorisa l'exploitation.

Les sources aussitôt captées reçoivent leur destination respective : l'une devient la Buvette; les autres, reliées entre elles, sont conduites selon l'art jusqu'à la place où elles doivent être employées aux diverses branches de la balnéation.

Tout cela fut l'affaire de la première année, puisque dès la deuxième l'établissement thermal était déjà en état de fournir cent bains par journée.

Comme à toutes les Eaux dont l'avenir et le succès sont incertains, l'installation primitive fut provisoirement faite dans un bâtiment élevé sur le bord du lac, qui avait d'autres attributions. Depuis lors les malades sont venus; leur nombre s'est accru tous les ans, et le propriétaire pressé a dû subvenir au développement requis en ajoutant une aile à droite, une aile à gauche, puis un appendice; ce qui fait que l'établissement s'est agrandi, mais qu'il reste toujours avec son caractère provisoire.

Il est cependant telles honorables stations d'eaux minérales en France, qui se contenteraient d'un pareil provisoire et le regarderaient comme définitif.

Mais il est des situations qui obligent, et l'établissement thermal de Pierrefonds ne peut tarder de faire droit à la sienne, en se mettant en harmonie avec les belles constructions qui l'environnent et en rapport avec le personnel des malades qui le fréquentent.

Un événement d'heureux présage dans son administration actuelle vient à point pour lui ouvrir comme une ère nouvelle. Le goût, l'intelligence et les moyens qui s'y associent, ne tromperont pas les espérances qu'on en conçoit.

L'œuvre de cette administration a déjà commencé : vingt mille francs dépensés au curage et à la parure du lac font prévoir qu'une fois la surface de l'eau rendue limpide et transparente, il faudra bien qu'on édifie sur la rive un établissement thermal qui s'y reflète plus dignement que celui qu'on y voit aujourd'hui.

Point ne faudrait comprendre de nos vœux que les thermes de Pierrefonds pèchent par le nécessaire. On y trouve tout ce qu'il faut et même un peu davantage; mais les habitudes modernes en fait de superflu d'intérieur, mais les exigences de la vue pour le luxe extérieur pourraient peut-être faire reprocher à notre établissement, comme construction, de n'être pas tout à fait en rapport de convenance avec l'architecture qui l'entoure, et, pour l'installation du dedans, d'être en retard des autres après leur avoir servi de modèle.

En attendant prenons-le tel qu'il est et donnons-en la description promise en commençant par les sources qui l'alimentent.

LA BUVETTE (*source sulfureuse*).

La source de la Buvette est située à l'extrémitié du parc. Une allée de fleurs et d'arbustes, partant de la grille d'honneur et longeant le bord du lac dans toute son étendue, y conduit en passant devant les bains. Un kiosque de chaume rustique la recouvre et y sert de station au malade, qui en fait sa promenade le matin et le soir.

Le niveau de la source étant inférieur à celui du lac, le captage a dû prendre les choses comme les avait faites la nature des terrains; c'est ce qui explique que le robinet qui en fournit l'eau sulfureuse soit dans un enfoncement de deux ou trois marches à descendre.

Une femme préposée au service de la Buvette, et qui ré pond depuis longtemps au nom de Florine, s'y tient comme à son poste; elle descend remplir les verres et remonte pour les offrir à ses clients, qu'elle engage à boire aussitôt pour ne pas laisser perdre le meilleur du médicament.

Les sulfureuses de Pierrefonds sont fraîches, ce qui en rend le principe actif plus stable, l'ingestion plus aisée et la digestion plus facile.

La dose que l'expérience nous a enseigné devoir être la plus ordinaire est, en débutant, un demi-verre le matin à jeun et le soir à une demi-heure avant le dîner. Progressivement on arrive à un verre matin et soir, et l'on ne dépasse guère cette quantité lorsqu'il s'agit d'un traitement pour maladies de la poitrine.

Il n'est pas rare, lorsque l'estomac du malade est un peu paresseux, qu'il ne soit ordonné la valeur d'un verre d'eau sulfureuse à prendre avec le vin du principal repas.

Pour d'autres affections, telles que rhumatismes, gastralgies, dartres, etc., cette dose peut aller jusqu'à deux verres le matin et autant le soir.

Florine est très-sévère sur ce point; elle a pris les ordres du médecin inspecteur. Nous lui devons la justice de dire qu'elle n'a jamais accordé le troisième verre qu'à la force.

DEUXIÈME BUVETTE (*source ferrugineuse*).

Un peu plus loin que cette Buvette, gît une source d'eau ferrugineuse très-remarquable. La combinaison de l'élément sulfureux avec l'élément martial a de nombreuses et utiles applications thérapeutiques contre les complications lymphatiques et chlorotiques, notamment chez les jeunes personnes. On fait bien des traitements avec cette combinaison à Pierrefonds, mais on pourrait en faire davantage, et il est à souhaiter qu'on approprie mieux la source ferrugineuse à sa destination.

Puisque nous y sommes, ajoutons qu'il est, à quelques cent pas de la Buvette et dans le bosquet du lac, une source sulfureuse sans emploi (la source Emma), dont l'eau, sensiblement moins minéralisée, pourrait donner une boisson plus douce pour certaines maladies de poitrine qui exigent une gradation dans leur traitement.

SOURCES DES BAINS.

Les sources sulfureuses des bains, au nombre de deux ou trois, gisent dans les mêmes terrains et avoisinent la buvette principale; leur captation est aussi bien faite que possible avec des entourages de sable tassé et de planches de bois blanc rendues incorruptibles.

Reliées entre elles sur un point commun, elles partent de là et se rendent, au moyen d'un tube rampant dans l'eau sur le bord du lac, jusqu'au réservoir qui les met à la dispositon de la pompe des bains.

Ce réservoir, l'une des pièces remarquables de l'établissement thermal, est construit dans le lac même. C'est comme une citerne, dont la maçonnerie résistante et le revêtement intérieur sont à l'épreuve contre toute espèce d'infiltration. Il est, à l'ouverture, fermée d'un couvercle à double fond, destiné à empêcher la déperdition des éléments gazeux des eaux. Sa contenance est de près de cent hectolitres.

C'est là, au moyen d'un robinet, qu'arrive l'eau sulfureuse des sources et que la prennent les corps de pompe qui vont la distribuer dans les chaudières et les cuves servant à l'alimentation des bains, des douches, etc.

Il vaudrait mieux sans doute que les eaux fussent utilisées sans tous ces intermédiaires de tubes et de réservoir ; mais, nous l'avons dit, ce sont encore des choses de cette époque primitive, où l'on faisait du provisoire en attendant de savoir si l'avenir serait favorable à la station. Mais ici le provisoire offre encore les garanties qui satisfont la science.

Que les médecins et les malades soient sans soupçon sur la qualité des eaux employées à la balnéation. Elles sont telles que les produisent les gisements des sources, et avec le soin qu'on a tous les ans de revoir et de rétablir leur bonne circulation dans les canaux de conduite, nous pouvons assurer qu'aucun mélange avec l'eau du lac ne peut avoir lieu.

Il est bon que l'on sache aussi qu'à Pierrefonds les sources sulfureuses suffisent et au delà à toute la consommation balnéaire. Il y a même cette particularité à noter à cet égard, c'est que, différemment de plusieurs stations analogues où l'on a le droit de mêler pour les bains à l'eau minérale de l'eau ordinaire dans certaines proportions, à Pierrefonds on n'a pas usé de ce droit et que l'eau froide ainsi que l'eau chaude, fournies par les deux robinets des baignoires, sont de la même eau sulfureuse.

INSTALLATION BALNÉAIRE.

L'installation balnéaire comprend les divers modes d'administration des eaux à la surface du corps. Nous la diviserons naturellement en cabinets de Bains et en cabinets de Douches, avec les dépendances qui ont trait à ces deux modes d'emploi des eaux.

CABINETS DE BAINS.

Les cabinets de bains à l'établissement thermal de Pierrefonds sont au nombre de vingt-un. Il n'en a point été fait de catégories : ils ont tous la même installation et le même matériel ; ils sont également sains et propres, le service enfin y est le même, le prix en est unique pour tous.

Les robinets, ce qui est fort rare ailleurs, restent à la disposition des malades, qui n'en abusent pas, peut-être bien parce qu'ils ont toute liberté d'en user.

La durée du bain est généralement d'une heure; lorsque l'on en commence l'usage, il est souvent ordonné d'y rester une demi-heure seulement, puis, en avançant, d'atteindre progressivement la durée totale d'une heure.

Le linge qu'on y fournit est chauffé dans le cabinet même, au moyen d'un seau fermé à double fond, qui contient de l'eau chaude. Cette manière, qui est propre aux thermes de Pierrefonds, a tous les avantages pour elle. Le bain préparé à la température demandée, le seau, renfermant le linge nécessaire, est placé près de la baignoire; le malade n'a plus besoin de rien; lorsqu'il a clos sa porte, il est chez lui.

Les Bains de pieds sont assez fréquemment ordonnés à Pierrefonds; c'est un bon moyen de décongestionner les organes supérieurs. Or, ces bains de pieds se donnent dans les baignoires ordinaires : on y fait couler 8 ou 10 centimètres d'eau chaude, et le malade s'y promène debout. C'est le vrai moyen d'en obtenir l'effet voulu. Un bain de pieds pris assis doit manquer souvent le but qu'on s'en propose.

Le billet de bain se prend au bureau, et sur la remise de ce billet, le baigneur ou la baigneuse le prépare tel qu'il est prescrit pour la température par le médecin.

Les bains n'entrent que rarement dans la cure thermale des maladies de poitrine; ils sont même le plus souvent contre-indiqués, à raison de la pression que l'eau exerce sur les parois de la poitrine, de la difficulté de respirer qui en est la conséquence et de la toux que cet état de gêne provoque. Mais il y a un cabinet de Bains Hydrofères, où les malades de cette affection peuvent profiter de tous les avantages de la balnéation sans en avoir les inconvénients signalés plus haut.

L'Hydrofère est le bain dans lequel l'eau minérale est projetée en poussière liquide sur tout le corps à la fois. Celui-ci n'est point plongé, il y est arrosé sans cesse et sur tous les points. L'effet produit ici serait plutôt la dilatation de la poitrine que le resserrement; la projection de l'eau sous cette forme a même quelque chose de tonique sur la peau; toutes conditions qui sont avantageuses dans cette maladie.

CABINETS DE DOUCHES (*douche ordinaire, douche hydrothérapique, douche ascendante.*)

Les cabinets de douches sont au nombre de huit, quatre du côté des femmes et quatre du côté des hommes. Rien n'est fait pour les distinguer l'un de l'autre, non plus que les bains; la plus parfaite égalité sous ce rapport règne aux thermes de Pierrefonds.

Le moyen d'obtenir la projection nécessaire pour ces douches n'est pas autre à Pierrefonds qu'ailleurs : on y élève les eaux jusqu'aux combles de l'établissement pour en avoir la chute naturelle ensuite. La mécanique et l'hydraulique ont eu beau faire des prodiges, on ne s'en douterait pas en voyant que nous faisons encore comme faisaient les Grecs et les Romains. Nous employons nos forces à monter le liquide au lieu de les employer directement sur le malade au rez-de-chaussée.

Enfin les douches de Pierrefonds sont comme partout. La hauteur du réservoir qui les fournit est même un peu plus élevée que dans la plupart des établissements thermaux.

Ce qu'elles ont de différent dans l'application, c'est qu'elles sont administrées par un doucheur et une doucheuse, avertis à l'avance des surfaces qu'il faut frapper ou épargner. La douche a pour condition médicale d'être intelligente, et elle ne peut l'être que lorsqu'elle est *donnée*. La douche que le malade *prend* lui-même, en présentant les divers points de son corps à un jet d'eau qui sort du plafond ou de la muraille, doit le plus souvent manquer son effet et quelquefois produire l'effet contraire.

La durée d'une douche à Pierrefonds est ordinairement de dix minutes. Pendant le temps du jet, le malade est assis sur un siége de bois dans une grande baignoire; il se lève, se retourne, présente tel membre quand il peut le faire. Quand il ne le peut pas, c'est le doucheur qui tourne autour de lui et prend ses mesures pour que l'application soit faite selon la prescription du médecin, qu'il a prise avant de commencer.

Après le jet de la douche, le malade peut se reposer, quand il le faut, dans l'eau qui a rempli la baignoire. Ce repos est de cinq à dix minutes. Après quoi il se lève, s'habille et va se promener, lorsque le temps est très-beau. En général il est ordonné d'aller se remettre une heure dans son lit pour donner lieu à une légère transpiration cutanée qui vient presque d'elle-même à la suite de ce traitement.

Les douches sont des moyens précieux de révulsion et de dérivation qui n'agissent pas seulement à la surface. Celles de Pierrefonds se laissent indiquer pour presque toutes les maladies; cependant les rhumatismes et les névroses sont celles qui en retirent le plus évident bénéfice.

Nous les ordonnons très-utilement (chaudes bien entendu) aux malades de poitrine dans la première et même la seconde période du mal; seulement la force du jet en est modérée, et l'application assez roide à partir des lombes et faite sous forme de pluie sur le thorax et les épaules.

Dans les cas de laryngites et de pharyngites granuleuses, l'action de la douche autour du col vient avec profit prêter son concours au traitement spécial des douches pharyngiennes, que nous allons décrire bientôt.

Nous pouvons mettre dans ce paragraphe un mode d'administration assez moderne, que l'on devrait appeler le *Clystère thermal* et que l'on nomme la *Douche ascendante*. Il y en a un cabinet spécial à Pierrefonds, et il est même assez fréquenté.

L'action de quatre ou cinq litres d'eau minérale, injectée dans le rectum et coup sur coup, a des résultats de déplétion locale et de dégagement général qu'on ne peut contester.

Les affections chroniques, dans lesquelles il est avantageux de produire ces deux effets, sont nombreuses.

Bref, la douche ascendante administrant de l'eau sulfureuse est un des moyens qui recommandent l'hydrologie moderne. C'est une application très-efficace.

Mais le perfectionnement qui tend à remplacer le jet lui-même par une canule anale nous paraît contraire à l'intention première de cette administration.

Les douches de Pierrefonds, les eaux étant froides, peuvent être données à toutes les températures, jusqu'à celle de l'hydrothérapie. Dans ce dernier cas, la durée varie de une à deux minutes, et le malade ne se plonge pas dans l'eau. S'habillant à la hâte, il va faire sa réaction dans le parc et rentre ensuite pour se reposer chez lui.

APPAREILS DE PULVÉRISATION.

La Pulvérisation des eaux minérales étant le procédé qui attire à Pierrefonds un grand nombre de malades des voies respiratoires, nous avons à décrire la Salle de respiration pour la cure des maladies bronchiques et pulmonaires et le cabinet des Douches pharyngiennes pour la cure des angines, pharyngites et laryngites chroniques.

SALLE DE RESPIRATION A L'EAU SULFUREUSE PULVÉRISÉE.

Ce que nous avons dit dans le cours de ce livre concernant cette salle nous permettra d'en abréger les détails.

La pulvérisation est le moyen de rendre les eaux respirables, c'est-à-dire de les faire pénétrer dans les organes de la respiration, lorsqu'ils sont le siége des lésions dites de poitrine.

L'appareil pulvérisateur, réduit à ses parties utiles, se compose d'une pompe qui par un de ses bouts *aspire* l'eau minérale et par l'autre la *foule* pour la faire sortir en filets capillaires lesquels vont se briser contre de petits disques placés à quatre centimètres de distance. Plus le filet est projeté avec force, plus l'éclaboussure est fine et abondance; c'est de la poussière liquide.

Trente-six de ces jets capillaires en fonction remplissent en quelques minutes la Salle de respiration de Pierrefonds, qui contient à la fois vingt personnes assises autour d'une table.

La séance dure quarante-cinq minutes.

Les malades avant d'y entrer prennent dans le vestibule un peignoir de toile de coton et un bonnet de toile cirée; le plus grand nombre se coiffent d'une serviette nouée sous le menton. Cela suffit pour être préservé de l'humidité, et pour sortir avec ses vêtements secs ; car on ne se déshabille nullement pour aller faire sa séance de respiration.

La température de la salle est maintenue autant qu'il est possible au même degré que celle de l'extérieur, afin d'éviter l'effet fâcheux des transitions à la sortie.

L'atmosphère, saturée d'eau sulfureuse par la poussière liquide, est très-douce à respirer en cet état ; ce qui fait qu'on y tousse très-peu.

Dans une installation complète il ne suffit pas d'avoir les pulvérisateurs généraux qui lancent leur poussière de toute part, il faut encore des pulvérisateurs particuliers pour chaque malade, ainsi que le montre la figure ci-après qui représente un résumé de salle de respiration en pleine séance.

Dans la Salle de respiration, le malade ne devrait pas être assis durant toute la séance ; il est bon qu'il se donne quelque mouvement, qu'il change de place ; mais ces prescriptions ne sont pas de rigueur.

Celles qu'il faut observer, si on veut profiter du traitement, sont les suivantes :

1° Respirer par la bouche, assez ouverte, et non pas seulement par les narines, comme l'on en a naturellement l'habitude.

2° Faire de temps en temps des inspirations plus larges et plus profondes.

Ces deux prescriptions, comme nous l'avons déjà dit, sont indispensables pour bien faire pénétrer la poussière liquide au delà du larynx et jusqu'aux bronches.

Il reste à effectuer de notables perfectionnements dans la pulvérisation thermale. Il est probable même que

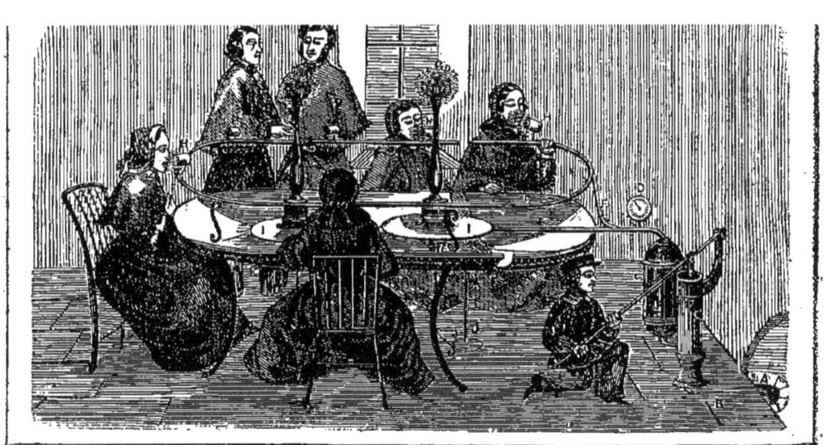

PARTIE DE LA SALLE DE RESPIRATION DURANT LA SÉANCE.

Pierrefonds, qui a servi de modèle aux autres établissements pour la pulvérisation elle-même, aura encore l'initiative et leur servira de modèle pour les perfectionnements à réaliser.

CABINET DE DOUCHES PHARYNGIENNES A L'EAU SULFUREUSE PULVÉRISÉE.

Ces douches pharyngiennes ou laryngiennes, qui sont, après la Salle de respiration, l'une des applications les plus importantes de la méthode des eaux minérales pulvérisées, ont pour objet le traitement curatif des lésions nombreuses ayant leur siége sur le larynx et l'arrière-bouche.

Sur cent malades envoyés par les médecins aux établissements d'eaux sulfureuses, comme affectés de maladies des organes respiratoires, quatre-vingts au moins ne sont atteints que de ces lésions.

On les distingue sous des dénominations fort différentes; mais, lorsqu'elles ne tiennent pas par leur racine à quelque maladie spécifique, la plus grande analogie de la nature les ramène à une certaine unité, qui permet de les influencer et de les traiter toutes par une seule et même médication.

L'angine granuleuse ou glanduleuse pourrait être le nom générique de toutes ces lésions; car, qu'elles prennent leur siége sur l'organe laryngé ou à la surface du pharynx, c'est le plus ordinairement la granulation de la muqueuse qui fait le fond de la maladie.

Ajoutons, pour abréger, que cette granulation caractéristique, dont nous n'avons pas ici à déterminer l'essence morbide, a son remède dans les eaux sulfureuses, et le meilleur mode d'application de celles-ci est la douche pulvérisée.

La laryngite et la pharyngite granuleuses sont deux lésions chroniques fort difficiles à réduire ; le traitement en est toujours très-long, parce que les causes qui entretiennent et irritent les granulations sont très-difficilement évitées.

Parmi ces causes, l'air froid et humide joue le principal rôle; et qui dit air froid et humide, dit celui dans lequel l'oxygène est le plus incisif pour les muqueuses lésées sujettes à son contact. Or, quelle muqueuse est plus sujette au contact de l'air que celle du larynx?

Ici nous reviendrions encore sur la *Diète respiratoire*, qui a pour intention de modifier l'impression de cet oxygène; mais nous la connaissons assez pour passer outre et décrire la douche laryngienne qui nous occupe.

La pulvérisation de l'eau sulfureuse ne s'effectue pas pour cette douche comme dans la Salle de respiration. C'est bien le même filet capillaire de liquide, mais au lieu de se briser par réflexion contre un disque, ce jet passe au travers d'un petit tamis en toile métallique, d'un tissu très-fin, et l'eau, divisée ou tamisée dans ce passage rapide, forme au delà un jet de poussière dont la projection est d'un mètre de longueur au moins.

Le malade se présente la bouche largement ouverte devant ce tamis de manière à recevoir en totalité le jet pulvérulent et à faire que le liquide aille frapper les parois de la cavité pharyngienne avec la force imprimée.

Pour obtenir le résultat voulu dans cette médication, il faut que la langue soit effacée à la partie inférieure de la bouche et que le voile du palais soit relevé vers les fosses nasales. Cette disposition des organes n'est pas naturelle, mais, avec un peu d'exercice, le malade peut la réaliser autant qu'il le faut, les mouvements requis de la langue et du voile du palais étant volontaires ou pouvant être exécutés à la volonté du sujet.

Dans cet état, le jet de poussière n'arrive pas directement au larynx, mais le choc des particules liquides sur la paroi postérieure du pharynx les faisant éclabousser dans tous les sens, une partie se dirige vers la glotte, sur les cordes vocales et y produit une impression suffisante. Dans l'acte d'inspiration on peut même supposer que la presque totalité de la poussière est entraînée avec l'air et est mise en contact avec le larynx.

Deux choses sont à considérer dans cette douche : l'eau sulfureuse d'abord, qui est le médicament, et le choc que chacune des particules de la poussière produit sur la muqueuse malade. Ce choc est très-probablement la cause d'une absorption locale qui n'aurait pas lieu par les gargarismes.

La douche pharyngienne, aussitôt qu'elle a été connue, a remplacé les divers modes d'administration de liquides qu'on avait imaginés jusque-là pour le traitement des angines et des laryngites. Les jets d'eau sulfureuse que l'on employait dans quelques établissements, comme à Luchon par exemple, ne permettent pas à la volonté de produire l'abaissement de la langue et l'élévation du voile du palais. D'ailleurs l'eau en gouttes ordinaires, arrivant à la glotte, susciterait la suffocation, comme lorsqu'on boit de *travers*. La poussière liquide seule peut être mise en contact avec cet organe sensible sans produire cet effet.

Les gargarismes qu'on fait le mieux, ne font pas arriver l'eau jusqu'au pharynx ; elle reste au devant de la base de la langue et du voile du palais ; c'est l'air qui sort du poumon qui la met en mouvement et lui fait produire le bruit que l'on connaît.

On peut dire du gargarisme : beaucoup de bruit pour rien.

La douche pharyngienne administre l'eau sulfureuse à toutes les températures, selon les indications de la maladie. La température qui réussit le mieux à Pierrefonds est d'ordinaire celle de l'eau tiède (de 18 à 25 degrés centigrades).

La durée de la séance est de 10 minutes dans le début, et d'un quart d'heure vers la fin du traitement.

La chambre des douches pharyngiennes à Pierrefonds est munie d'un appareil qui sert trois malades à la fois. Mais cette médication, de plus en plus connue des médecins, est de plus en plus ordonnée. Ce qui nous permet de penser que l'appareil devra prochainement être remplacé par un autre qui admette un plus grand nombre de malades dans la même séance.

En voici la figure :

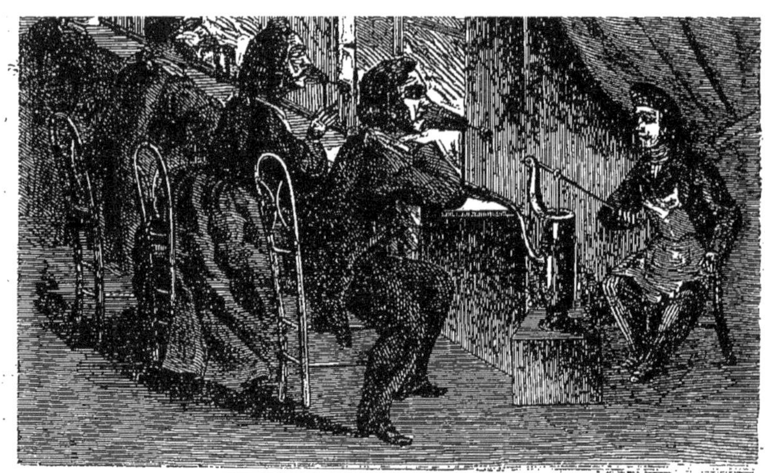

DOUCHES DU LARYNX DURANT LA SÉANCE.

Les affections qu'on traite au moyen de la douche laryngienne sont, nous l'avons déjà dit, les laryngites et les pharyngites chroniques d'abord; puis viennent celles qui sont plus ou moins indépendantes de l'angine granuleuse : l'enrouement, l'aphonie, l'œdème de la glotte et de la luette, l'inflammation des amygdales, le coriza, la stomatite, etc.

COMBINAISON THÉRAPEUTIQUE DE CES DIVERS MODES D'ADMINISTRATION DES EAUX.

Le médecin trouve trop d'occasions d'associer les divers modes d'administration que nous venons de décrire pour ne pas profiter des avantages de leur combinaison dans les traitements des malades qui se confient à ses soins.

Il est rare même qu'une maladie ne comporte que l'emploi d'un seul, et même de deux de ces divers modes; il en est, et c'est le grand nombre, qui indiquent concurremment l'administration de plusieurs. Parlons des maladies des organes de la respiration.

Ainsi d'abord, la boisson étant le fond de la médication aux eaux minérales, la Buvette doit toujours faire partie du traitement des maladies de poitrine.

Avec la Buvette il sera de règle que le malade suive les séances de la Salle de respiration. Les douches chaudes sur la surface du corps, excepté sur la région thoracique suspecte, peuvent être par intervalle un bon moyen de réaction périphérique pour un organisme dont la peau ne fonctionne qu'imparfaitement.

La douche ascendante peut intervenir aussi fort utilement pour effectuer une petite révulsion sur des intestins, ordinairement paresseux à remplir leur fonction.

Ce que nous disons du malade de la poitrine, nous pouvons le répéter du malade affecté seulement des organes du larynx et du pharynx.

Le bain seul, dans l'un et l'autre de ces cas, nous a paru sinon contre-indiqué, au moins inutile et suspect; à moins qu'on ne l'administre sous la forme de poussière liquide, c'est-à-dire, par le procédé de l'hydrofère perfectionné que nous avons installé à Pierrefonds.

Pour les autres maladies rhumatismales, névralgiques, dartreuses, viscérales, comme pour les constitutions qui pèchent par l'activité de la circulation ou par la force propre des tissus, on conçoit pareillement que le médecin combine, avec profit pour le malade, les moyens que lui fournit l'association des modes d'administration thermale qui sont à sa disposition.

L'HYDROTHÉRAPIE.

Pour l'hydrothérapie enfin, peu d'établissements sont mieux posés que celui de Pierrefonds pour l'exercer, si on ne considère que la qualité des eaux.

A Pierrefonds on peut faire un traitement hydrothérapique en n'employant que de l'eau sulfureuse; car on y possède celle-ci à la température de 8 à 9 degrés centigrades, ce qui est le chiffre requis par cette médecine.

Sans avoir une installation complète comme on la trouve dans les maisons d'hydrothérapie, on peut cependant suivre la cure au moyen de la douche, du bain et même de la pulvérisation à l'eau froide.

Nous tenons à faire remarquer au médecin que l'eau sulfureuse administrée hydrothérapiquement, au lieu de l'eau ordinaire qui sert partout à cette médication, peut avoir des avantages curatifs que ne présente pas celle-ci.

L'hydrothérapie à l'eau sulfureuse enfin, comme on peut la faire à Pierrefonds, lorsqu'il sera mieux prouvé que la pulvérisation en provoque l'absorption cutanée, sera un jour prochain adoptée par la médecine.

RESPIRATION A DOMICILE.

LES PETITS INSTRUMENTS PORTATIFS DE LA PULVÉRISATION DES LIQUIDES.

L'idée de ces petits pulvérisateurs portatifs nous est venue à Pierrefonds même. Les malades qui avaient suivi avec le plus de profit les cures de la *Salle de respiration* ou des *Douches laryngiennes* nous demandaient ce qu'ils allaient faire de retour à domicile, soit pour le maintien de l'amélioration obtenue, soit pour le traitement des rechutes, s'il y avait lieu.

Il était facile de comprendre qu'ils auraient désiré trouver le moyen de faire chez eux, en tout temps, avec les eaux minérales ou avec d'autres liquides appropriés, ce qu'ils venaient de faire à Pierrefonds. Ils demandaient en d'autres termes s'il y avait de petits instruments pour se donner chez soi ces respirations et ces douches.

De notre côté, nous avions déjà pressenti que le complément de la méthode de la pulvérisation serait de la rendre possible en toute saison et avec tous les liquides que le médecin peut utilement formuler.

C'est sous l'empire de cette double préoccupation que commencèrent nos recherches à la découverte d'un appareil pulvérisateur qui réalisât les conditions voulues. Nous ferons grâce au lecteur de la série de nos essais. Un premier appareil fut trouvé et construit, un autre suivit de près; enfin, de perfectionnement en perfectionnement, nos travaux aboutirent à la fabrication de deux ou trois appareils que nous allons décrire et figurer ci-après.

La simplicité du mécanisme, la facilité du service pour le malade qui doit en faire usage, la perfection de la poussière liquide, le prix qui le rendît accessible au plus grand nombre, déterminaient notre but. Mais ce que nous cherchions en principe ou avant tout, c'est que la pulvérisation des liquides pût être obtenue sans souffle ni ventilation; en un mot sans air mêlé à la poussière. Les règles de la *Diète respiratoire* sont positives à cet égard : il faut épargner les effets fâcheux de l'air vif aux muqueuses affectées, à celles du larynx comme à celles des bronches. Les appareils qui soufflent les liquides pour les pulvériser sont donc absolument contre-indiqués par les lésions des organes de la respiration.

Des dix instruments pulvérisateurs que nous avons successivement fournis à la pratique, nous nous contenterons de signaler ceux qui suivent, comme étant adoptés aujourd'hui par les médecins qui connaissent le mieux les bons effets de notre traitement.

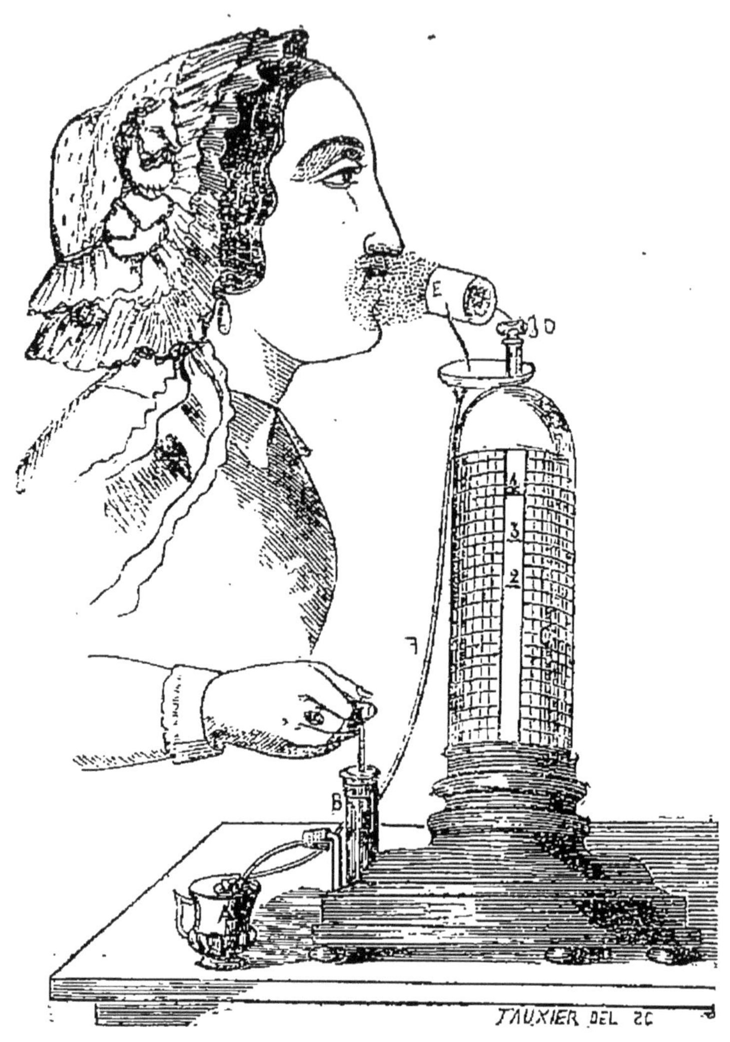

1. — INSTRUMENT PULVÉRISATEUR A PRESSION (1).

Ce petit instrument, que le malade peut faire fonctionner

(1) Tous les appareils qui suivent sont vendus chez M. J. Charrière, fabricant d'instruments de chirurgie, rue de l'École-de-Médecine, 6, à Paris.

lui-même au besoin, se compose d'une pompe aspirante et foulante B dont la pression n'exige que très-peu d'efforts.

L'eau minérale ou tel autre liquide que l'on emploie est contenue dans un vase A placé au pied de l'appareil. Un tube de caoutchouc, dont l'extrémité plonge dans le liquide, fournit le liquide à la pompe lorsqu'on en élève le piston, et le réservoir de verre où s'accumule le liquide le fournit ensuite au robinet supérieur.

De ce robinet le liquide sort en filet capillaire, lequel va se briser contre une lentille disposée dans le tambour F. De ce choc résulte une poussière qui sort par l'ouverture du tambour, devant laquelle le malade se place la bouche ouverte pour la recevoir et la faire pénétrer par l'aspiration dans les organes bronchiques.

Plus la pression du liquide est forte et le filet de liquide est capillaire, plus la poussière produite sera fine. Or la finesse ou la ténuité de la poussière est une condition pour sa pénétration dans les bronches.

Nous avons dit ci-devant quelles étaient les meilleures dispositions de la bouche pour faciliter cette pénétration.

L'instrument, tel qu'il est figuré ici, ne sert bien que pour les maladies qui ont leur siége dans les poumons; mais au moyen d'un petit corps de rechange qu'on met à la place du tambour, l'instrument devient un appareil de douches laryngiennes.

Ce corps de rechange est un petit cadre de toile métallique très-fine, au travers de laquelle le filet capillaire passe et se réduit par le fait en un jet de poussière rapide, que le malade doit recevoir au fond de la gorge, sur les muqueuses même qui sont affectées de ces granulations qu'on regarde comme la manifestation de l'angine chronique, ou de la laryngite et de la pharyngite granuleuses.

Avec cet instrument à deux fins, qui représente à lui seul la Salle de respiration et les Douches du larynx, on peut traiter les diverses maladies qu'on vient soigner aux eaux minérales. La possibilité même d'employer, outre ces eaux que l'on trouve en bouteilles, les divers liquides que la pharmacie fournit à la médecine, en rend l'usage plus spécial et plus souvent utile.

L'eau de goudron, l'eau salée, les dissolutions de tannin, d'iode, de perchlorure de fer, l'eau éthérée, les infusions calmantes, tous les liquides enfin peuvent être pulvérisés et respirés selon le cas et selon l'ordonnance du médecin. Les rhumes d'hiver, les bronchites catarrhales, l'asthme, etc. se trouvent bien de l'emploi des respirations de liquides pulvérisés au moyen de ce petit appareil.

Nous supposons que la figure suppléera à de plus amples informations sur la manière de s'en servir.

(Cet appareil pulvérisateur se vend, complet, 55 fr., et 57 fr. rendu franc de port.)

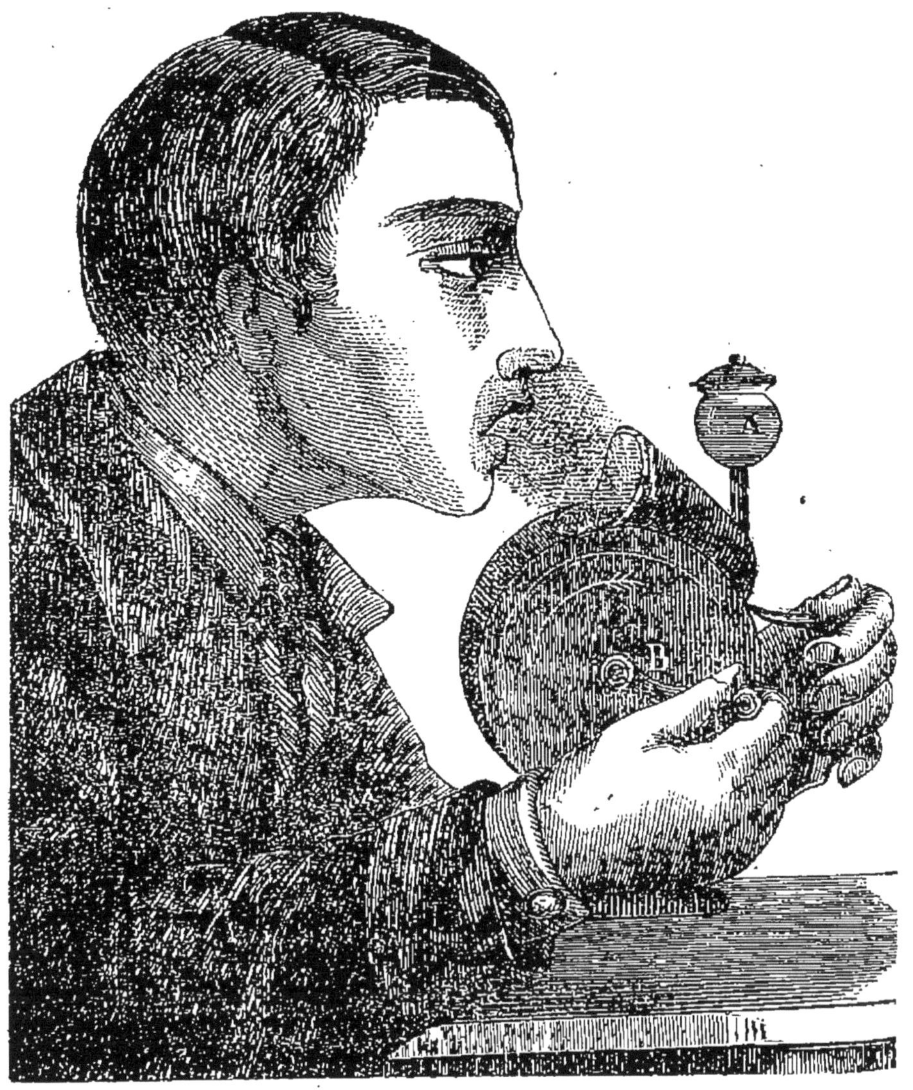

II. — INSTRUMENT PULVÉRISATEUR A BROSSE.

L'appareil dont nous venons de parler, si simple qu'en soient le mécanisme et le fonctionnement, ne devait pas empêcher d'en chercher un plus simple encore. Le hasard nous le fit découvrir en considérant un jour l'effet d'une brosse mouillée, lorsque les crins élastiques se redressent vivement après avoir été fléchis.

L'instrument qui fut la réalisation de cette remarque se compose donc d'une brosse en cercle montée comme la pierre du remouleur sur un axe avec manivelle.

A la partie supérieure, l'extrémité des crins de cette brosse se trouve en contact avec un rouleau d'éponge mouillée par le liquide qui tombe goutte à goutte sur elle du petit réservoir posé au-dessus de l'appareil.

Un peu après l'éponge se trouve fixée une lame d'ivoire qui a pour objet de fléchir les crins qui passent sous elle et qui se relèvent au delà. De ce redressement des crins mouillés par l'éponge résulte la projection d'autant de particules de liquide qu'il y a de crins. Ces particules sont en si grand nombre qu'elles forment une véritable buée de poussière.

Le malade, ouvrant la bouche pour la recevoir, continue de faire tourner la petite manivelle et, par le fait, de produire une pulvérisation liquide non interrompue.

Outre l'avantage de se déranger peu et de pouvoir être facilement remis en état par tout le monde, ce pulvérisateur a sur le précédent l'avantage de ne coûter que la moitié.

A la vérité, il n'est pas fait pour les douches laryngiennes; mais le petit instrument qui suit y pourvoira.

(Cet appareil pulvérisateur se vend au prix de 25 fr. et 26 fr. 50 rendu *franco*.)

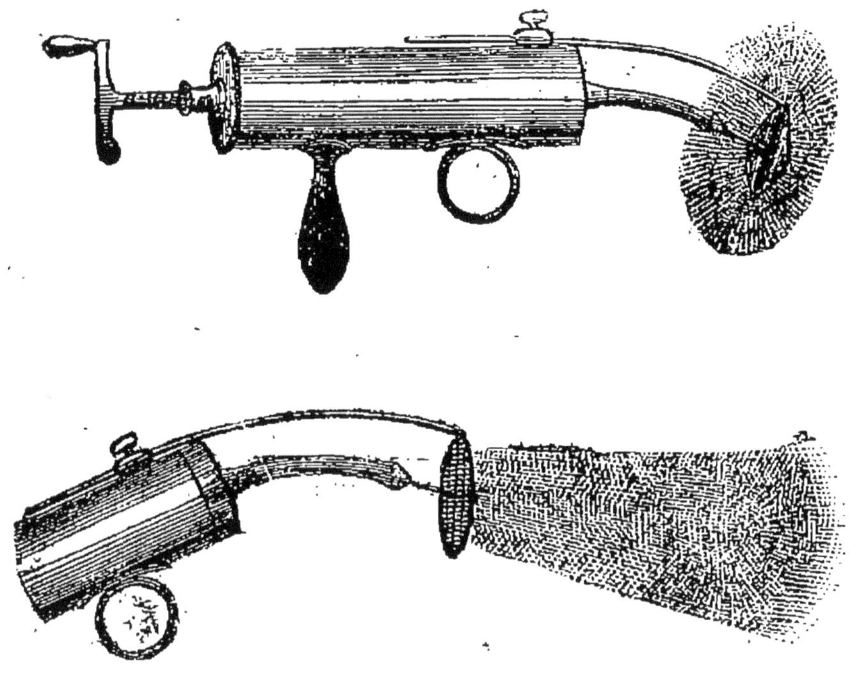

III. — SERINGUE LARYNGOSCOPIQUE POUR DOUCHES PHARYNGIENNES DE POUSSIÈRE LIQUIDE.

Cet instrument, encore bien plus petit que les précédents, a pour objet le traitement des angines et maux de gorge chroniques, au moyen des liquides pulvérisés.

Notre intention en le produisant a été de remplacer ces gargarismes inutiles et ces cautérisations ou badigeonnements au pinceau, que l'on pratiquait sur les muqueuses de l'arrière-bouche jusqu'au larynx et dont les effets consécutifs étaient pires que la maladie.

La seringue, chargée du liquide médicamenteux et armée

du petit cadre en toile métallique, produit une forte injection de poussière. Le malade, ouvrant la bouche selon les règles donnés ci-devant, le médecin, ou toute autre personne dirigeant l'instrument, fait tourner le piston à vis et administre ainsi une véritable douche de poussière sur la muqueuse malade.

On peut répéter jusqu'à trois et quatre fois cette injection matin et soir.

Cette seringue est dite laryngoscopique, parce qu'au lieu et place du cadre de toile métallique, elle est faite pour avoir un véritable miroir de laryngoscope. L'intention de ce miroir est de réfléchir au fond de la bouche les lésions du larynx entre autres, et, lorsque l'opérateur les a découvertes, de projeter sur elles une bordée de poussière du liquide que l'on a pris pour médicament.

Cette pulvérisation s'effectue sur le verre du miroir lui-même, que le filet capillaire de liquide vient frapper avec la force imprimée au piston.

Cet instrument, que les laryngoscopistes ont trouvé si bien approprié à son objet pour les affections de l'organe vocal, est employé aussi avantageusement dans les maladies des yeux.

Il se vend, complet, 20 francs.

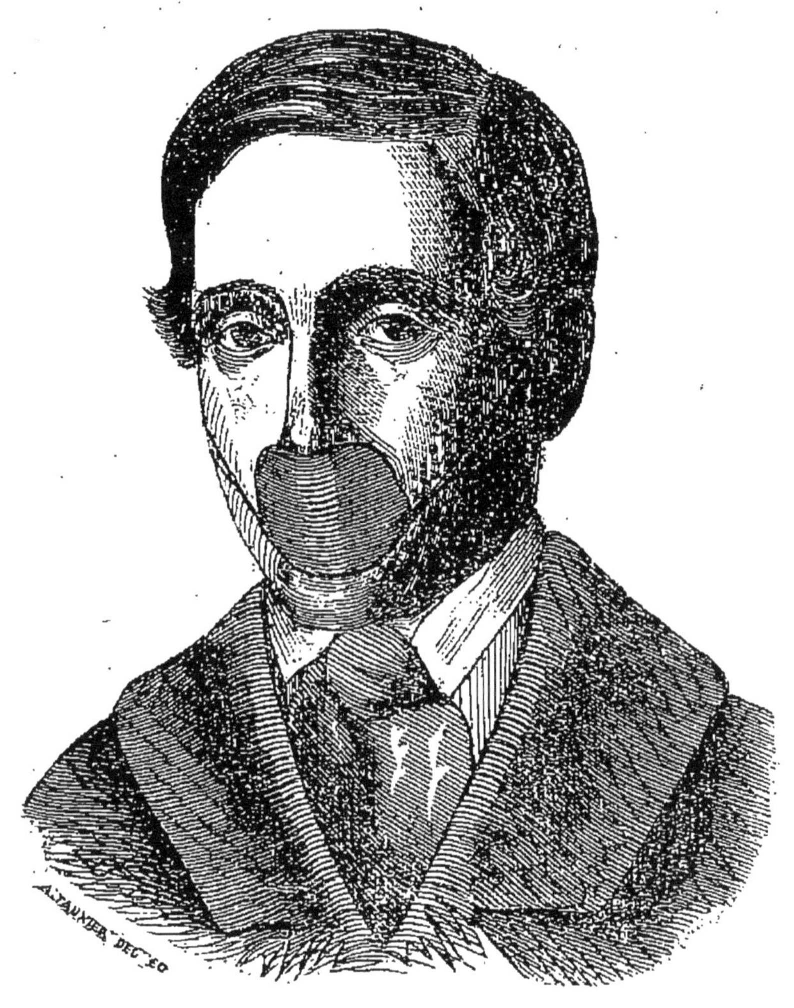

IV. — PETIT APPAREIL DE LA DIÈTE RESPIRATOIRE.

La Diète respiratoire, dont il a été question à diverses reprises dans ce livre, a aussi son appareil portatif, que l'on applique devant la bouche et les narines de manière à ce que l'air destiné à la respiration se tamise au travers.

Ce petit appareil est fait de deux rondelles d'un tissu de crin recouvert extérieurement d'une pareille rondelle de velours et renfermant entre elles une cuvette dans laquelle on met une goutte de goudron.

L'explication de cette pratique est donnée dans l'instruction qui accompagne l'appareil. Qu'il nous suffise ici de dire que l'air à respirer, en passant sur le goudron, perd de ses propriétés irritantes, et que les tissus qu'il traverse lui donnent une température et une moiteur tout à fait convenable pour les personnes qui souffrent du gosier et ont une grande susceptibilité des bronches.

L'expérience de cet appareil est déjà faite. Il est tels malades de poitrine ou du larynx, que l'on obligeait à garder leur chambre durant toute la mauvaise saison, et qui peuvent aujourd'hui se promener sans danger, pourvu qu'ils soient munis de ce petit appareil de la diète respiratoire.

M. Bouillaud, en le présentant à l'Académie de médecine, l'a appelé *Cachenez*; les Anglais appellent quelque chose d'analogue *The respirator*; rien ne dit mieux ce qu'il est et ce qu'il fait que le nom de *Diète respiratoire*.

Le prix, avec tous ses accessoires et l'instruction, en est de 6 fr. rendu *franco* par la poste.

RÈGLEMENT ET TARIF DE L'ADMINISTRATION DES EAUX DE PIERREFONDS.

La Buvette et les Bains sont ouverts de 6 heures du matin à 6 heures du soir.

I. BOISSON.

Prix de la boisson à la Buvette des eaux minérales sulfureuses :

L'abonnement pour un mois. . . . . . 3 fr.

— pour quinze jours. . . 1,50

(L'abonné ne peut emporter chez lui que la quantité d'un verre d'eau à la fois.)

Le verre d'eau pris à la source. . . . 0,10 c.

La bouteille par emplissage. 0,30

La bouteille avec le verre et capsulée. 0,60

La demi-bouteille avec le verre et capsulée. 0,40

Mêmes prix pour l'eau de la source ferrugineuse.

A Paris, l'eau sulfureuse de Pierrefonds se vend chez M. Ezebeck, n° 12, rue J.-J. Rousseau : 80 c. la bouteille.

II. LA PULVÉRISATION DES EAUX SULFUREUSES.

1° *Salle de respiration* :

Une séance de 45 minutes.	1,50
Deux séances dans la même journée. .	2,50
Une séance individuelle de 25 minutes.	1,50

Les séances de la Salle de respiration ont lieu à 8 heures et à 9 heures du matin, puis à 3 heures de l'après-midi.

2° *Douches pharyngiennes ou du gosier* :

Une séance de 15 minutes au plus. .	1,00
Deux séances dans la même journée. .	1,75

La chambre de ces douches est ouverte à toute heure de la journée.

III. BAINS GÉNÉRAUX.

Un bain sans le linge.	1,50
— avec le linge.	2,00
— de faveur sans le linge. . . .	1,00
— — avec le linge. . . .	1,25
Bains de pieds ou de mains avec linge.	0,50

IV. DOUCHES GÉNÉRALES CHAUDES.

Une douche sans le linge. 2,50
— avec le linge. 3,00
Douche de faveur sans linge. 2,00
— avec le linge . . . 2,50
Douche partielle d'un membre. . . . 1,50

V. HYDROTHÉRAPIE A L'EAU SULFUREUSE.

Une douche froide de une à cinq minutes de durée et sans le linge. 1,50
Une immersion dans une grande baignoire. 1,00

VI. DOUCHES ASCENDANTES OU INTERNES.

Une séance de douches ascendantes avec une serviette. 0,75

VII. PRIX DU LINGE FOURNI PAR L'ÉTABLISSEMENT

Un fond de bain. 0,25
Un peignoir. 0,30
Une serviette. 0,10
Un bonnet. 0,10
La tenue et la garde du linge non fourni, par mois. 4,00

VIII. EXTRAIT DU RÈGLEMENT INTÉRIEUR.

La durée d'un bain est d'une heure au plus. Le baigneur qui désire y rester plus longtemps payera 1 franc en sus. S'il coule un second bain, il payera le double du prix de l'un.

Il est défendu de se mettre à deux dans le même bain, ou l'un après l'autre dans la même eau.

La durée d'une douche chaude est de 20 minutes au plus.

Comme cette durée importe à l'efficacité du traitement, les malades sont priés d'en référer au médecin.

Prix du service.

Pour un bain.	0,15
Pour une douche.	0,35
Pour une séance de respiration.	0,10
Pour une séance de douche pharyngienne	0,10

LA VIE PRATIQUE DU BAIGNEUR

A PIERREFONDS.

Comme logement, Pierrefonds offre aux baigneurs d'abord toutes les maisons du pays, qui se sont mises en frais pour les bien recevoir.

On devine qu'il y en a pour toutes les conditions, mais en général le terme moyen des prix d'une chambre convenablement meublée est de 30 francs pour un mois.

Il y a ensuite quatre hôtels, que nous allons nommer par rang de proximité des Eaux, nous ne les distinguons pas autrement, et nous nous sommes bien trouvé de notre habitude de dire qu'on est très-bien dans tous.

L'HÔTEL DES BAINS.

L'hôtel des Bains est dans l'intérieur même du parc de l'établissement thermal.

Ses chambres sont de 3 à 10 francs par jour. Le restaurant, où l'on peut se faire servir ce que l'on veut et à toute heure, a néanmoins une table d'hôte dont le déjeuner, à onze heures, est de 2 fr. 50, et le dîner, à 6 heures, se paie 3 fr. 50.

Les habitants de l'hôtel des Bains jouissent, entre autres, des droits et priviléges qui suivent :

1° L'usage du parc;

2° La pêche à la ligne et la promenade en bateau à rame;

3° L'entrée des salons de lecture, de jeux et de conversation.

Le théâtre seul, quoique faisant partie de l'hôtel, n'est pas compris dans les priviléges.

L'HÔTEL DE PIERREFONDS.

L'hôtel de Pierrefonds est sur la place à l'entrée de la rue du bourg. Ouvert au nord et au sud, l'habitation en est très-salubre. Il y a table d'hôte et salon.

L'HÔTEL DES RUINES.

L'hôtel des Ruines est à peu de distance de la place, d'où l'on voit son enseigne. Il se compose de plusieurs maisons et d'un jardin. Il y a un grand salon et le restaurant a une table d'hôte.

L'HÔTEL DES ÉTRANGERS.

L'hôtel des Étrangers a sa façade méridionale sur le lac. De toutes ses fenêtres la vue est très-belle. L'allée de tilleuls du bord de l'eau lui sert de promenade.

Il y a, comme dans les autres hôtels, un restaurant bien tenu avec table d'hôte et un salon.

LA MAISON DES SOEURS.

La maison des Sœurs, qui peut recevoir plusieurs baigneurs, est destinée précisément à ceux qui ne veulent pas descendre à l'hôtel et qui ont besoin de soins tout spéciaux.

Un beau jardin en amphithéâtre dominant le pays est à l'usage de ses habitants ou pensionnaires.

LE MARCHÉ DU VENDREDI.

Tous les vendredis matin, la place de-Pierrefonds, devant la grille de l'établissement, se couvre des produits du pays : légumes, fruits, beurre, œufs, volailles, etc.

Les personnes qui logent dans les maisons particulières vont y faire leurs provisions de bouche.

Les autres jours de la semaine, des pourvoyeurs de Compiègne viennent offrir leurs services et leurs marchandises.

Du reste, l'épicerie et la charcuterie sont représentées à

Pierrefonds par des maisons qui ne laissent rien à désirer.

Les magasins de M. Sivé, sur la place, forment un bazar en tous genres de produits.

LA POSTE.

Le bureau de poste de Pierrefonds, située à l'extrémité de la grande rue, a deux distributions et deux levées par jour.

Ces distributions ont lieu à 8 heures du matin et à 3 heures de l'après-midi.

Les levées ont lieu à 11 heures et à 6 heures.

VOITURES POUR PROMENADES.

Il y a deux loueurs de voitures assez bien munis à Pierrefonds et connaissant parfaitement la forêt : M. Constant près l'hôtel des Ruines et M. Pierre sur la chaussée du lac.

Lorsque pour une après-midi, l'américaine ne coûte que 8 francs et la calèche 15, le plaisir n'en est pas trop cher.

N'oublions pas la poste aux ânes, très-bien montée qu'on trouve sur la route de Compiègne.

L'usage d'un âne pour une promenade de plusieurs heures revient à 2 francs au fort de la saison.

CHEMINS DE FER ET VOITURES POUR PIERREFONDS.

On arrive à Pierrefonds-les-Bains par deux chemins de fer et par trois stations savoir ;

1° Par la ligne du Nord on s'arrête à la station de Compiègne où l'on trouve matin et soir (à 11 h. et à 3 h.) le service des omnibus qui vont à Pierrefonds en 75 minutes au travers de l'un des plus beaux rayons de la forêt.

C'est la voie la plus agréable.

2° Par la ligne de Reims et Soissons on s'arrête à la station de Crépy, l'ancienne capitale du Valois. Il faut regretter pour Pierrefonds qu'il n'y ait pas de service de voiture.

Ce serait la voie la plus utile.

3° Par cette même ligne, en descendant de Reims, on peut s'arrêter à la station de Villers-Cotterets. Un omnibus du matin (9 heures), allant à Compiègne, touche à Pierrefonds en 1 heure et demie.

Voici maintenant les heures des départs et des arrivées :

1° Pour la ligne du Nord à la station de Compiègne :

Départ de Paris, 7 h. 30, 7 h, 35. midi 45, 5 h. 15, 8 h.

Les trois premiers trains donnent correspondance aux omnibus de Pierrefonds. Par les deux premiers on arrive à Pierrefonds à midi. Par le troisième on y arrive à 4 h. 45.

2° Pour la ligne de Reims-Soissons, il est inutile de dire les heures des départs de Paris et des arrivées à Crépy, puisqu'il n'y a pas de service organisé.

Cependant pour ceux qui, descendant vers Paris, voudraient s'arrêter à Villers-Cotterets, nous croyons devoir dire qu'il leur faudrait prendre les trains qui y arrivent avant dix heures du matin, car l'omnibus en part à 10 h. 1/2 pour Pierrefonds.

OMNIBUS DE PIERREFONDS A COMPIÈGNE.

Le service des omnibus sur Compiègne a deux départs, l'un à 11 heures et l'autre à 5 heures du soir.

Le prix des places est de 1 fr. 50 dans le coupé et de 1 fr. 25 c. dans l'intérieur et sur la banquette.

Le premier départ correspond au train qui passe à Compiègne pour Paris à 1 h. 2 minutes du soir; le second correspond au train de 7 h 31 minutes du soir.

Ajoutons que l'omnibus de Villers-Cotterets à Compiègne, passe à Pierrefonds à 10 h. du matin et prend des voyageurs lorsqu'il y a de la place, ce qui est assez l'ordinaire.

DISTRACTION SUR PLACE.

L'établissement des bains de Pierrefonds s'est réservé l'initiative des plaisirs qu'il convient d'offrir aux baigneurs.

La matinée revenant tout entière aux traitements et l'après-midi à la promenade et aux excursions, la soirée reste pour les amusements.

Tous les soirs donc, le salon de l'Hôtel des Bains, qui est le Casino du pays, réunit les baigneurs et leur offre l'ordinaire habituel des réunions sans apparat, où la broderie, la lecture, les causeries, le whist, le billard, les charades et jeux de mots font passer le temps jusqu'à l'heure normale du sommeil. La soirée se termine par quelque danse, quadrille ou polka jouée sur le piano par une personne de bonne volonté qui y trouve son plaisir, le plus souvent une mère. C'est la véritable veillée d'une bonne famille enfin.

Les extra de soirées deviennent fréquents et même quotidiens au fort de la saison, lorsque les artistes en traitement, ou appelés exprès, viennent donner leurs concerts.

Enfin Pierrefonds a un Théâtre, où les comédiens de Compiègne viennent une fois ou deux par semaine jouer leurs meilleures pièces, c'est-à-dire celles qui ont reçu la censure locale et qu'on a mises à la portée d'un spectateur de cette condition, de cet âge et de ce sexe qu'il faut ménager sous tous les rapports.

PIERREFONDS-LES-BAINS

AU POINT DE VUE DES EXCURSIONS ET PROMENADES QU'IL OFFRE AU BAIGNEUR

Par René Sales-Girons.

Pierrefonds peut fournir au baigneur assez valide pour jouir de la variété des plaisirs, un but de promenade par jour pendant les trois ou quatre semaines que dure son traitement thermal. On a dit, à ce propos, que les malades guérissent à Pierrefonds des distractions de la campagne; convaincu que la meilleure part reste à nos eaux dans leur guérison, nous n'avons pas cru devoir protester contre ce dire. Selon nous, l'hygiène faisant partie intégrante de la thérapeutique, tout est donc pour le mieux dans un pays où les eaux, les airs et les lieux vont de conserve pour réaliser notre but final : le rétablissement de la santé.

Nous aurions donc cru laisser une lacune à notre étude si nous avions terminé ce livre, tout de médecine, sans indiquer quelques-uns de ces termes de promenade ou d'excursion, qui doivent si puissamment concourir à la cure de nos malades. Une description n'est pas de notre compétence; un guide serait inutile et ne suffirait pas pour se conduire au travers d'une forêt dont seuls les cochers du pays connaissent les mille routes. Une simple indication est tout ce que nous donnons et tout ce que nous jugeons utile. Le nom du lieu ou de la chose, avec la détermination vague selon les quatre points cardinaux et la distance très-approximative, cela suffira à notre objet. Commençons par Pierrefonds, et laissons la plume à un autre nous-même dont la mémoire fraîche et locale s'acquittera mieux de la tâche en question.

PIERREFONDS.

Pierrefonds! vous y êtes, je suppose. Allez vous placer sur la terrasse du parc de l'établissement des bains et regardez autour de vous :

L'église avec ses trois âges d'architecture, le roman, le gothique et la renaissance, qui se couronne d'un joli clocher à lanterne italienne, ajoutée en 1552,

Le Château-fort qu'on appelait les *Ruines* et qui renaît sous la baguette de M. Violet-le-Duc avec les millions de l'Empereur,

Le Village, dont les maisons changent à vue le chaume pour l'ardoise, après avoir ajouté des étages aux rez-de-chaussée afin de recevoir les baigneurs,

Le Lac avec sa goëlette pavoisée à l'ancre au milieu,

L'Hôtel des bains orienté et ouvert par ses quatre façades aux points de vue choisis que présente l'horizon,

L'Établissement thermal, enfin, qui mire son groupe de chalets, et sa simplicité native dans les eaux du lac.

Vous avez vu le Pierrefonds de tous les jours; il vous reste à le voir durant la saison thermale : un vrai dimanche de trois mois; tenez-vous à la porte de la Salle de pulvérisation, à l'entrée ou à la sortie des Séances de respiration. C'est le salon moderne des Eaux, la seule chose, en fait de thermes, que les Grecs et les Romains n'aient point connue.

La pulvérisation des eaux minérales, qui date de 1856, est originaire de Pierrefonds.

LES RUINES DE PIERREFONDS (*aujourd'hui le Château fort en restauration*).

Prenez, parmi cent autres, la notice de M. Violet-le-Duc et lisez.

LE ROCHER DE L'ÉGLISE.

A la hauteur du coq qui forme la girouette du clocher de Pierrefonds et à quelques mètres de distance aérienne, se trouve la plate-forme du rocher.

La vue qu'on y a sur le pays pourrait s'intituler *à vol d'oiseau*.

La tradition porte que c'est là que fut bâti, vers le xe siècle, le château de Nivelon premier, souche des seigneurs du pays.

Le nom de Pierrefonds (Petra-fons) vient très-probablement de ce rocher au pied duquel coulait une fontaine d'eau vive, qui coule encore dans la Crypte de l'église (voir ci-devant page 12).

L'ascension du rocher est un exercice dont les asthmatiques seuls ont le regret de s'abstenir.

CHATEAU DU PRIEURÉ.

Le Château du Prieuré, attenant à l'église de Pierrefonds qui semble en être une dépendance et qui en est un ornement, a été construit il y a deux ans par M. Violet-le-Duc.

L'extérieur en est digne du Château-fort qui le protége de son plus gros donjon; mais c'est à l'intérieur qu'il faut pénétrer pour admirer tout ce que l'art de l'ameublement moderne peut fournir au bon goût lorsqu'il est servi par une grande fortune.

Le parc en est admirablemet dessiné. Dans une volière à l'entrée s'ébat une collection de perruches et autres exotiques qui y ont reçu le jour.

LA FOLIE.

La Folie, ainsi appelée par corruption du nom primitif de *Feuillée* (Folium), est un charmant vallon à découvert que l'on trouve entre le hameau de Palène et Pierrefonds dans un angle de la forêt. C'est une des plus voisines et des plus jolies promenades que puissent faire nos baigneurs dans les après-midi à l'air tiède et au soleil modéré.

Un petit château sur le point culminant à droite; une

ferme un peu plus loin au bas, un ruisseau en cascade, issu, dit-on, d'une fontaine creusée par les Romains, telles sont, entr'autres, les choses à voir à la Folie.

On y va par la route de l'église pour voir le joli château et le moulin de Vertfeuil et l'on en revient par la route des Plaideurs, pour s'arrêter au point de vue que l'on a de l'ensemble de Pierrefonds sur le coteau du Beaudon. C'est de là que sont pris tous les tableaux qui représentent dans les musées les ruines du manoir féodal.

LES CASCADES.

En suivant le prolongement du village de Pierrefonds jusqu'à Fontenoy, on arrive à une habitation de campagne devenue, en ces derniers temps, une fabrique de sucre de betterave.

A l'entrée du jardin, qu'on ouvre obligeamment au promeneur, on est tout agréablement surpris de voir un flot d'eau fraîche et limpide sortir du flanc d'une roche.

De ce point d'émergence jusqu'au niveau de la route, le jardinier a disposé assez artistement des gradins que l'eau franchit avec le murmure connu.

C'est une promenade de piéton.

L'ÉTANG DE BATIGNY.

L'étang et le moulin de Batigny gisent, en vue du Salon de l'Empereur, à l'entrée de la forêt du côté de Pierrefonds.

Nous indiquons cet étang parce que la pêche y est permise en payant le poisson pris, et le moulin, parce qu'on y donne, en payant aussi, du lait frais et du pain bis.

LE SALON ET LA TABLE DE L'EMPEREUR.

En attendant sans doute qu'il soit possible de disposer un lunch dans la cour d'honneur ou dans l'une des salles du Château, on a dressé une table de gazon entourée de bancs rustiques, dans un des plus jolis emplacements de la forêt, à moins de 1 kilomètre de Pierrefonds, sur la route de Compiègne.

C'est là, qu'aux jours de chasse entre deux lancés, ou en promenade lorsqu'on fait halte, s'étale la cantine impériale et que la Cour fait les honneurs du rafraîchissement.

LA CHESNOYE.

La Chesnoye, sur la route de Cuise, à trois kilomètres de Pierrefonds, est aujourd'hui la maison de campagne d'un homme de goût, qui l'a transformée en quelques années. On vient d'y restaurer une chapelle, où les mères du pays vont recommander les enfants malades.

On passe, si on veut, au milieu des fouilles archéologiques de Mont-Berni pour y arriver. Promenade à pied.

LA GORGE DE HAM, LE TROU COQUILLIER.

La Gorge de Ham, où l'on arrive par une grande allée de la Chesnoye, est un site élevé d'où l'œil embrasse un des plus splendides tableaux de la forêt, le soir surtout.

On s'y arrête avec plaisir lorsqu'on veut aller au Trou Coquillier, gisement naturel, comme le nom l'indique, de toutes les espèces de coquilles fossiles laissées par la mer dans la forêt de Compiègne.

C'est là que se sont approvisionnés tous les musées d'histoire naturelle du monde, et il y en a toujours autant.

MONT BERNY : VILLAGE GALLO-ROMAIN.

A deux kilomètres de Pierrefonds, sur la route d'Attichy et vers le château de La Chesnoye, des fouilles récentes ont mis à jour les restes d'un village gallo-romain. On se demande si ce ne serait pas là l'ancienne Cuise.

Un grand nombre d'habitations coupées à fleur de terre montrent à découvert leurs caves et leur rez-de-chaussée.

La première maison que l'on rencontre à l'entrée, fut un petit établissement de bains, avec vaporarium, etc.

Au milieu du village, on retrouve le temple à double enceinte. Le cimetière en dehors a été exploré : près de 150 tombes ont été ouvertes. Rien dans la sépulture, non plus que dans les objets trouvés près des squelettes, ne porte les signes du christianisme.

A peu de distance passe la voie romaine qui part de Soissons et aboutit à Senlis, en passant entre le théâtre et le temple de Champlieu.

Les objets d'art et d'utilité domestique trouvés dans les fouilles forment un petit musée dans la maison voisine du garde.

LA FORET DE COMPIÈGNE.

La Forêt de Compiègne, qui finit au midi sur le bord même du lac de Pierrefonds, a, dit-on, vingt lieues de circonférence, des diamètres de quatre, cent routes à double voie, trente carrefours à traverser, vingt sites à admirer, dix étangs à côtoyer, autant de villages ou hameaux à visiter, des arbres de toutes les essences, du gibier royal de toutes les espèces, des promenades pour tous les goûts, etc.

Jamais la forêt ne fut si belle, ni ses chemins mieux entretenus, ni ses ombrages plus et mieux fréquentés. Dans la difficulté de choisir son premier but d'excursion, on va au Mont-Saint-Marc, traduction chrétienne du nom latin *Mons Martis*.

MONT-SAINT-MARC.

Le Mont-Saint-Marc est la promenade aux belvédères. Qu'on se figure un soulèvement de terrain boisé, qui forme au sommet un plateau d'une lieue et demie de tour, bordé d'une route à trois voitures de front. Sur cette bordure, figurez-vous, de distance en distance, onze points de vue ménagés avec autant d'art que de bonheur sur l'horizon.

L'un de ces points de vue, appelé le *Balcon de l'Impératrice*, est vraiment digne de son nom. Les autres se disputent la préférence secondaire.

Le Mont-Saint-Marc est à 5 kilomètres de Pierrefonds au nord-est dans la forêt.

VILLAGE DE VIEUX-MOULIN.

Au pied du Mont-St-Marc, en venant de Pierrefonds ou au retour, se trouve le joli village de Vieux-Moulin. On s'y arrête pour visiter l'église en chalet, dont l'Impératrice, en passant, lui a fait cadeau.

Les archéologues s'arrêtent un instant devant la porte pour voir, sur le mur à gauche, une pierre tombale dont la sculpture, représentant un prince à fleur de lys, est difficile à dater.

SAINT-PIERRE EN CHASTRE. (*In castris.*)

Saint-Pierre fut un prieuré de je ne sais quel ordre. Le fait est que le fondateur devait se connaître en points de vue grandioses. Rien de plus grandiose en effet que le panorama de la forêt qu'on découvre du quatrième étage de ce couvent occupé par l'ex-bibliothèque.

Dans l'enceinte se voient encore les ruines d'une jolie église trop étouffées sous le lierre.

Depuis la révolution, Saint-Pierre avait été transformé en une ferme considérable. Il y a trois ans, M. Violet-le-Duc, en y passant, se fit la conviction que cet emplacement rare ne pouvait être que le camp où les armées de César, selon le continuateur des *Commentaires*, avaient préparé et tenu la bataille dont le sang coula jusqu'à la rivière de l'Aisne. Le surnom de Saint-Pierre en Châtres (in castris) se prête assez bien à cette interprétation.

Aussitôt une légion d'ouvriers terrassiers sont mis à l'œuvre pour la vérifier sur les lieux. Or, M. Violet-le-Duc avait raison : le camp de César est trouvé. On le restaure avec art, et les stratégistes, dit-on, viennent de toute part pour admirer les dispositions géographiques de ce campement célèbre dans les annales de la conquête des Gaules.

Une série de plus de trente silos, dans lesquels le soldat romain a laissé les traces de sa cuisine militaire, sont à jour sur la ligne de la tranchée occidentale. L'un de ces silos, le plus profond, contient encore plusieurs hectolitres de blé.

Les débris d'armes et d'ustensiles divers trouvés dans ces recherches sont entassés là en attendant qu'on les dispose au musée de Compiègne ou dans la salle du Château de Pierrefonds, destinée, dit-on, à la collection Soltikoff.

LES ÉTANGS DE SAINT-PIERRE.

Sur le chemin de Vieux-Moulin, à trois kilomètres de Pierrefonds, on longe les Étangs de Saint-Pierre. C'était naguère encore une demi-douzaine de lacs marécageux; c'est aujourd'hui une superbe nappe d'eau d'une lieue de circuit. Sur le bord, s'élève une charmante habitation moderne appelée le *Chalet de l'Impératrice*.

C'est un des plus jolis buts de promenade à pied, à cheval ou en voiture qu'on puisse se proposer.

TROU-FONDU.

La plus vilaine dénomination pour le plus joli endroit de la forêt de Compiègne. Trou-Fondu est un délicieux vallon où viennent se reposer les malades et rêver les bien portants. Il est à moitié chemin de Saint-Jean-aux-Bois, en passant par la route des Plaideurs.

C'est là que se donnent ces grands déjeuners champêtres, qui réunissent deux ou trois fois durant la saison l'élite des baigneurs.

LE VILLAGE DE SAINT-JEAN-AU-BOIS.

A l'ouest de Pierrefonds et à 5 ou 6 kilomètres, route des Plaideurs, est le joli village de Saint-Jean-au-Bois. Ce fut tout un couvent de religieuses fortifié, dont la supérieure devait être princesse de sang royal. L'église a sept fois au moins les dimensions nécessaires à sa population actuelle; son architecture porte la trace de plusieurs styles à partir du roman, qui en élève la date au onzième siècle. On voit dans le cimetière, et très-bien conservé, le tombeau d'une reine blanche, c'est-à-dire veuve; le deuil des reines de France était blanc.

LE GROS-CHÊNE.

A moins de deux kilomètres de Saint-Jean dans la forêt, on visite l'admirable Chêne du roi, que sa masse et sa forme rendent sans contredit unique en France.

SAINTE-PERRINE.

A la même distance se trouve Sainte-Perrine, aujourd'hui la demeure d'un garde supérieur de la forêt et qui fut un prieuré d'hommes. L'étang bien entretenu qu'on voit au devant de la porte reçoit le cerf aux abois. C'est ordinairement là qu'aboutissent les chasses impériales de l'automne. Sur le bord s'exécute la curée.

C'est entre Saint-Jean et Sainte-Perrine que sont conservés dans tout leur naturel artistique les arbres pittoresques que les paysagistes tels que M. Dupré et autres vont étudier et copier pour leurs meilleurs tableaux. Sous ce rapport Saint-Jean ne le cède en rien à Barbison de la forêt de Fontainebleau.

LA MICHELETTE, LA BRÉVIAIRE, ETC.

Pour varier les promenades en voiture et lorsqu'on aime les beaux arbres, les grandes allées, les fraîches pelouses et les ébats des lapins, on peut prendre pour but la Michelette, la Bréviaire, la Malassise, Saint-Nicolas-de-Courson ; autant de hameaux qui vont entendre leur messe à l'église de Saint-Jean.

CHAMPLIEU.

En sortant de Pierrefonds par la route de Palène, on arrive, en une heure de voiture, aux ruines de Champlieu, tout récemment mises à jour par ordre de l'Empereur.

Là, sur une des belles plaines du Valois, on a découvert, presque à fleur de terre, les restes d'un Palais, d'un Théâtre en hémicycle et d'une maison de Thermes.

On y continue les fouilles pour découvrir la cité qui expliquerait l'existence de ces trois monuments de haute civilisation. On n'a encore rien découvert et l'on ne découvrira probablement rien. C'était une station militaire des Romains, et l'on sait que les Romains, même en campagne devaient trouver à toute les étapes des bains, des représentations et un temple. Tout est expliqué.

On prétend que les ruines de Champlieu sont une des plus intéressantes découvertes qui aient été faites en France en ces dernières années.

SANCTUAIRE GALLO-ROMAIN.

Avant de sortir de la forêt pour entrer sur la plaine de Champlieu, l'amateur fera bien de s'arrêter aux fouilles très-récentes qui ont mis à découvert les restes d'un petit sanctuaire païen. Un autel en hémicycle et un bas-relief ou statue plate ont des droits à sa curiosité.

Tout près, un monceau d'écailles d'huîtres, qu'on ne confondra pas avec celles des gisements fossiles qui caractérisent le sol de la forêt, donnent à penser que quelque proconsul en retraite s'y fit solitaire après avoir établi des communications gastronomiques avec l'océan et la Méditerranée.

OROUI ET MORIENVAL

En revenant de Champlieu, le voyageur instruit s'arrête avec plaisir à l'église d'Oroui pour voir des vitraux peints de trois cents ans, que l'air et les révolutions ont exceptionnellement épargnés, et à Morienval pour admirer encore une église du XIe siècle, honorablement classée au nombre des monumenst religieux conservés : une perle d'architecture romane.

CHATEAU DE VEZ.

Sur la route de Crépy, à 8 kilomètres de Pierrefonds, on va voir le Château-fort de Vez : une copie en miniature du château de Pierrefonds. C'est aujourd'hui la propriété d'un membre de la famille Paillet, de Soissons, d'où est issu le célèbre avocat de ce nom.

En présence ou en l'absence des maîtres, on se fait un plaisir d'y bien recevoir les visiteurs.

CHATEAU D'OFFÉMONT.

De l'autre côté de la rivière de l'Aisne, en vue du Mont-Saint-Marc, est le château d'Offémont.

Lorsqu'on sait que la marquise de Brinvilliers en fut la châtelaine en son temps, chacun veut aller le visiter. On y est très-bien reçu. Le parc en est très-beau, et l'une de ses plus belles allées conduit aux ruines d'une église sous l'invocation de Sainte-Croix.

Vez au couchant et Offémont au levant sont les deux buts des plus lointaines promenades qu'on puisse faire de Pierrefonds : il faut près de deux heures de voiture pour y aller.

LES BEAUX-MONTS.

Les Beaux-Monts sont l'extrémité à perte de vue de la grande allée que les souverains donnent en perspective à leurs hôtes princiers au Palais de Compiègne. La perspective en retour que l'on a du sommet sur le palais, n'en est pas moins imposante.

On peut voir en passant le petit panorama du Mont-du-Tremble, et, non loin de là, le site pittoresque qu'on nomme le Précipice.

Ce sont des promenades en voiture.

LA FAISANDERIE.

La faisanderie se voit à droite de la route qui mène de Compiègne à Pierrefonds. On la reconnaît à sa palissade serrée et à un bois de deux kilomètres carrés en chênes nains, au dessous desquels viennent s'ébattre les faisans d'or et d'argent. Je ne voudrais pas vous dire que c'est là aussi qu'on les tue par masses et sans y viser dans une manière de chasse toute particulière.

Plus loin, dans une enceinte de maisons, travaillent les couveuses : de grosses poules ordinaires qui bon an mal an donnent le jour à plusieurs milliers de faisandeaux.

Je ne sais, pour les nourrir, combien de kilogrammes

par jour d'œufs de fourmi doivent fournir les fourmilières de la forêt ; c'est formidable.

Il faut une autorisation pour visiter la faisanderie.

LES CARREFOURS.

On pourrait, sans crainte de tromper les promeneurs, indiquer le tiers des carrefours de la forêt comme dignes de leur visite; or il y en a cinq cents au moins, et pour tous les goûts. Contentons-nous de nommer le plus vaste sinon le plus remarquable : le Puits du Roi. C'est dans l'enceinte de ce carrefour qu'ont lieu, au départ et au retour des chasses impériales, les rendez-vous des chasseurs et des invités. Voir aussi le carrefour d'Antin, dans les parages de Vieux-Moulin.

VOIE ROMAINE ET FOUILLES ARCHÉOLOGIQUES.

Les géographes de l'histoire des Gaules distinguent les voies romaines à une forme de chaussée surélevée qui les trompe rarement. Celle qui joint la ville de Soissons à la cité de Senlis, en passant sur Pierrefonds, est facile à reconnaître à ce signe.

L'amateur bon piéton peut aller la prendre à l'entrée du bois de la Chesnoye, du côté du village de Chesles. En la suivant, il passera près des ruines de Mont-Berni, puis sur les hauteurs du Beaudon, et, à travers la forêt, à la Folie, au hameau de Saint-Nicolas-de-Courson, pour aboutir aux ruines de Champlieu.

Le rayon des promenades de nos baigneurs ne s'étend pas au delà.

C'est d'ordinaire sur la ligne de cette voie romaine ou chaussée de Brunehaut, comme on l'appelle dans ce pays, que sont entreprises les fouilles destinées à éclairer l'histoire des temps mérovingiens. De l'une à l'autre des extrémités que nous fixons à nos promeneurs, on sera arrêté plusieurs fois par des bouleversements de terrain qui ne manquent jamais de mettre quelque reste de construction à jour.

TABLE DES MATIÈRES.

FIN DE LA TABLE DES MATIÈRES.

Paris. — Typographie Walder, rue Bonaparte, 44.

www.ingramcontent.com/pod-product-compliance
Ingram Content Group UK Ltd.
Pitfield, Milton Keynes, MK11 3LW, UK
UKHW021042200726
13857UKWH00003B/776